Miriam Ende

Entspannt einschlafen – Glücklich aufwachen

MIRIAM ENDE

Entspannt einschlafen

GLÜCKLICH AUFWACHEN

DAS SCHLAFCOACHING-BUCH
FÜR BABYS UND KLEINKINDER

GOLDEGG VERLAG

Umschlaggestaltung: Kathrin Steigerwald, Hamburg unter Verwendung eines Motivs von Adobe Stock/Olesia Bilkei
Rechte Autorinnenfoto: Konrad Gös
Rechte Cover: Adobe Stock/Olesia Bilkei
Rechte Bilder im Kern: Einleitung: Evgeniya via Twenty20, Kapitel 1: javi indy via envato elements, Kapitel 2: Zffoto via envato elements, Kapitel 3: LightFieldStudios via envato elements, Kapitel 4: choreograph via envato elements, Kapitel 5: Prostock-studio via envato elements Anhang: Sviatlanka.Yanka via Twenty20

Der Verlag und seine Autoren sind für Reaktionen, Hinweise oder Meinungen dankbar. Bitte wenden Sie sich diesbezüglich an verlag@goldegg-verlag.com.

Der Goldegg Verlag achtet bei seinen Büchern und Magazinen auf nachhaltiges Produzieren. Goldegg Bücher sind umweltfreundlich produziert und orientieren sich in Materialien, Herstellungsorten, Arbeitsbedingungen und Produktionsformen an den Bedürfnissen von Gesellschaft und Umwelt.

ISBN: 978-3-99060-300-0

Unter den Linden 21 • D-10117 Berlin
Telefon: +49 800 505 43 76-0

Goldegg Verlag GmbH, Österreich
Mommsengasse 4/2 • A-1040 Wien
Telefon: +43 1 505 43 76-0

E-Mail: office@goldegg-verlag.com
www.goldegg-verlag.com

Layout, Satz und Herstellung: Goldegg Verlag GmbH, Wien
Printed in the EU

Dieses Buch widme ich meinem Sohn und meinem Mann,
den beiden wichtigsten Männern in meinem Leben,
die ich liebe und die mir jeden Tag Kraft schenken.

Inhaltsverzeichnis

Einleitung

Dein Wegbegleiter, dein Lösungsbuch

Kapitel 1

Schlaf verstehen

Kapitel 2

Schnell und entspannt einschlafen

Kapitel 3

Nächtliche Still- und Flaschenmahlzeiten

Kapitel 4
Schlafassoziationen individuell lösen

Kapitel 5
Endlich altersentsprechend durchschlafen

✳ Anhang ✳

Schritt für Schritt zum individuellen Schlafziel

Schön, dass du hier bist. Dieses Buch habe ich für dich geschrieben. Da ich der festen Überzeugung bin, dass es für jede Familie in puncto Schlaf ein eigenes Richtig gibt, sind mein Coaching und mein Buch so individuell wie meine Leserinnen und Leser.

Du wirst alles über Schlaf, dein Kind und auch dich selbst erfahren, wirst Tipps dafür bekommen, was du brauchst, um euren eigenen, sanften und bedürfnisorientieren Weg finden und gehen zu können.

In den vergangenen vier Jahren haben mein Team und ich mehr als 1500 Familien zu ihrem individuellen Schlafziel begleitet – mit einem von mir entwickelten Ansatz, der Theorie, Coaching und Praxis vereint. Dabei standen wir in all der Zeit in engem Austausch mit den Eltern, wodurch wir ständig dazulernten, uns weiterentwickeln und unser Coaching optimieren konnten.

Ich bin weder Ärztin noch Wissenschaftlerin, weder Stillberaterin noch Hebamme. Ich bin Schlafexpertin. Was mich dazu macht, sind neben jeder Theorie vor allem die Praxiserfahrung und meine ständige Weiterentwicklung. Diese konnte ich weder durch mein Soziologiestudium noch durch Fachliteratur noch durch meine diversen (Schlaf-)Coaching-Ausbildungen erlangen. Sie haben zwar die Basis geschaffen; die wirklich wichtigen Erfahrungen und Erkenntnisse konnte ich jedoch nur durch die praktische Arbeit mit den vielen Familien gewinnen, die wir bisher begleiten durften.

Aus diesem Grund ist dieses Buch ein Praxisleitfaden, der dich Schritt für Schritt an die Hand nimmt, ähnlich wie unser Coaching und unser Onlinekurs. Es soll dich und dein Kind so einfach wie möglich zu eurem persönlichen Schlafziel begleiten, ohne dich mit Wissen und Statistiken zu belasten und von der eigentlichen Umsetzung abzuhalten.

Gleichzeitig wird es dir helfen, Ängste zu überwinden und dich in deiner Rolle als Mutter oder Vater stärken.

DIESES BUCH IST **DAS RICHTIGE FÜR DICH**, WENN DU BEREIT BIST,

* dich und eure Schlafsituation objektiv und kritisch zu hinterfragen,
* dich deinen Ängsten zu stellen,
* dich weiterzuentwickeln und neue Wege zu gehen,
* dich aktiv zu verändern, um euer Schlafziel zu erreichen.

DIESES BUCH IST **NICHTS FÜR DICH**, WENN DU

* dich nur theoretisch mit dem Thema Baby- und Kleinkinderschlaf beschäftigen möchtest,
* schon jetzt weißt, dass du einen Coach brauchst, mit dem du sprechen und in den Austausch gehen kannst,
* das Gefühl hast, dass jetzt nicht der richtige Zeitpunkt für eine Veränderung ist.

Kurzum: Dieses Buch ist für dich, wenn du bereit bist, eure und die Schlafsituation deines Kindes aktiv zu verändern, damit Schlafen (wieder) etwas Schönes, Natürliches und Einfaches werden kann.

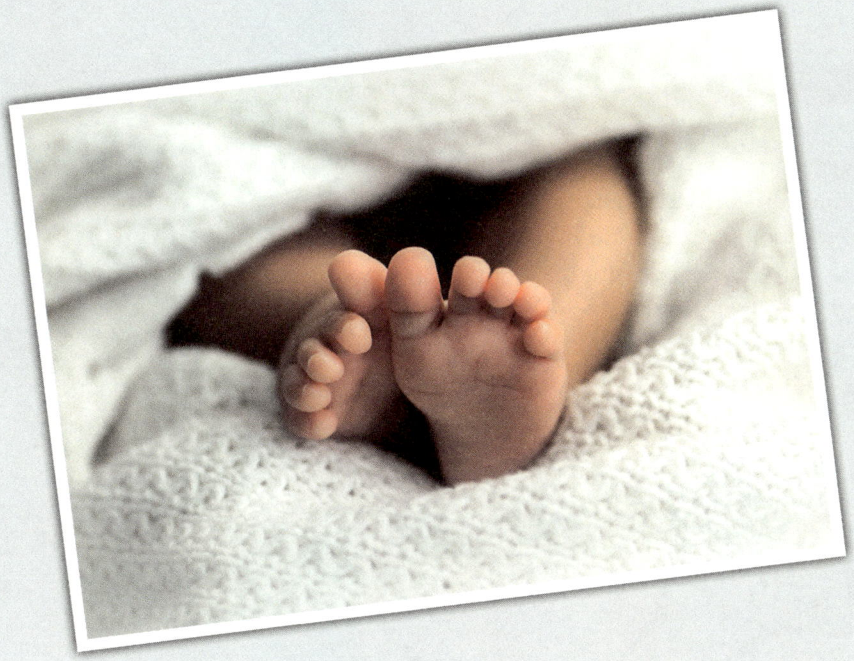

Einleitung

Dein Wegbegleiter, dein Lösungsbuch

Entspannt einschlafen, glücklich aufwachen: in 5 Schritten

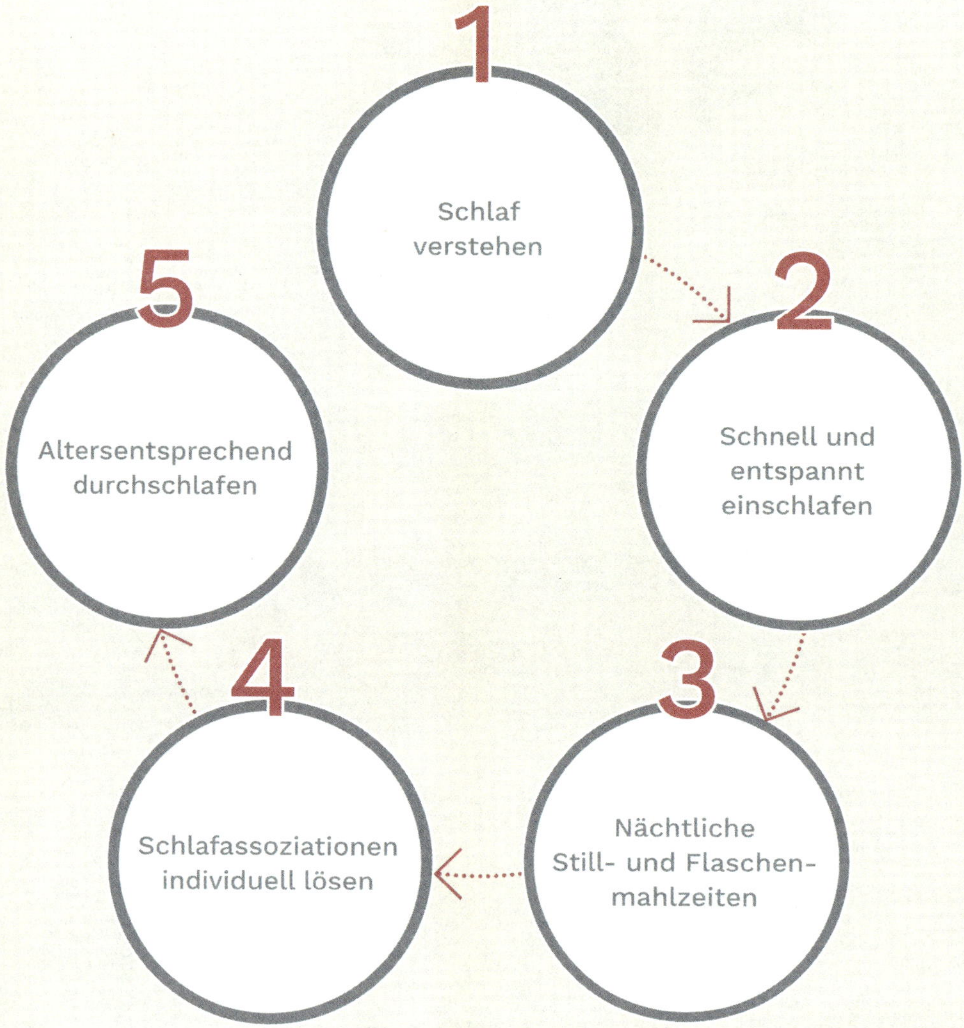

Auch eine Reise von 1000 Meilen beginnt mit dem ersten Schritt.

SENECA

1. Der Traum vom entspannten Familienschlaf

Hallihallo und herzlich willkommen in deinem Buch, das dich zu entspannten Nächten führt. Erst einmal gratuliere ich dir zu deiner Entscheidung. Du hast erkannt, dass du – oder du in deinem Familienverbund – vor mindestens einer Schlafherausforderung stehst (oder du möchtest potenzielle Schlafherausforderungen vermeiden). Du hast den Entschluss gefasst, dein Schlafthema und das deines Kindes aktiv anzugehen und zu lösen. Damit ist der erste und wichtigste Schritt schon einmal getan.

Ich freue mich, dass wir deinen Weg zu entspannten Nächten gemeinsam gehen, sodass das Ein- und altersentsprechende Durchschlafen (was genau das ist, erfährst du später) bei euch schon bald optimal funktioniert –, damit dein Kind jederzeit in der Lage sein wird, sich genau die Menge an Schlaf zu nehmen, die es für seine gesunde Entwicklung braucht. Und das auf jeden Fall mit einem Weg, der sowohl zum Entwicklungsstand deines Kindes als auch zu deinen Werten und Erziehungsvorstellungen passt. Denn jedes Kind und jede Familie ist anders und auf ihre Weise einzigartig.

Es gibt diesen Weg, der sich für dich richtig anfühlt und den du mit voller Überzeugung gehen kannst. Weil du weißt, dass du deinem Kind, dir und deiner Familie etwas Gutes tust.

Aber eins nach dem anderen. Bevor wir deine Situation anschauen und loslegen, möchte ich die Gelegenheit nutzen und mich kurz vorstellen. Immerhin werden wir jetzt einige Zeit miteinander verbringen und intensiv zusammenarbeiten. Und obwohl wir nur über dieses Buch kommunizieren, verstehe ich mich doch als dein persönlicher Schlafcoach, und mein erklärtes Ziel ist es, dich und dein Kind zu eurer idealen Schlafsituation zu verhelfen.

2. Wie ich Schlafcoach wurde

Nach der Geburt meines Sohnes im November 2015 stellte ich fest, dass mein berufliches Leben, das ich bis dahin geführt hatte, nicht mehr zu mir und meiner Lebenssituation passt. Alles was zählte, waren nun mein Sohn, meine Familie und ich. Meine Prioritäten hatten sich von heute auf morgen komplett verschoben.

Auch mein Wertegerüst hatte sich verändert. Bis zur Geburt war ich nach meinem Soziologiestudium als Consultant und später als Niederlassungsleiterin für die Vermittlung von IT-Fach- und Führungskräften zuständig gewesen. Ich habe es sehr genossen, Menschen dabei zu helfen, ihren Traumjob zu finden. Auf einmal jedoch wollte ich in erster Linie ein glückliches Familienleben und perspektivisch eine Arbeit, die zu diesem Familienleben passt.

Sehr schnell war mir daher klar, dass es für mich nicht in die Personalbranche zurückgehen würde. Ich brauchte eine Arbeit, die ich mit meiner neuen Lebenssituation verbinden konnte. Dabei war mir besonders wichtig, etwas Sinnvolles zu tun, bei dem ich gleichzeitig meine Zeit frei einteilen kann. Etwas, womit ich anderen helfen und mir selbst einen Lebenssinn geben kann. Viele schlaflose Nächte mit unserem Sohn Johannes und ein Radiobeitrag waren letztlich der Auslöser für die Gründung von Mein Baby Schlafcoaching. In besagtem Radioprogramm hieß es, dass Babyschlaf weder eine Glückssache noch ein Geheimnis sei. Das ließ mich aufhorchen.

Kurz darauf stand mein Entschluss fest: Ich werde Expertin für Baby- und Kleinkinderschlaf. So kam es, dass ich meine bisherigen Coaching-Zertifikate um zusätzliche Schlafcoaching-Ausbildungen und zahlreiches Fachwissen ergänzt habe, um schließlich einen vollkommen neuen Ansatz zu entwickeln. Einen Ansatz, der Wissensvermittlung und Coaching miteinander vereint. Da dieser Ansatz so erfolgreich funktionierte, befand ich mich bald in der Situation, Unterstützung zu benötigen. Die Nachfrage war so groß, dass ich nicht einmal mehr ansatzweise alle hilfesuchenden Eltern in meinem Programm aufnehmen konnte. Daher entschied ich mich, mein Wissen an ein aktuell fünfköpfiges Team weiterzugeben und all meine Erfahrungen mit ihnen zu teilen. Gemeinsam begleiten wir derzeit über 500 Familien jährlich auf ihrem Weg zu einer entspannten Schlafsituation.

Ich habe die Vision, so vielen Kindern wie möglich zu einem entspannten Einschlafen und einem glücklichen Aufwachen zu verhelfen. Aus diesem Grund bilden wir seit 2019 Schlafcoaches aus und zertifizieren sie, damit sie nach unserem Konzept so viele Familien wie möglich auf ihrem Weg zu ihrem individuellen Ziel begleiten können.

SOCIAL MEDIA & PODCAST

Wir sind dankbar und auch sehr stolz darauf, durch unser Coaching, über unsere Social-Media-Kanäle und unseren Podcast jeden Monat mehrere Tausend schlaflose Eltern erreichen und unterstützen zu können. Übrigens findest du im Anhang den **Link zu meinem Podcast**. Vielleicht möchtest du ja mal reinhören.

3. Warum ihr euer Schlafziel noch nicht erreicht habt

Es ist drei Uhr nachts. Dein Kind wacht schon zum achten Mal auf. Es weint. Genauso wie die Nächte davor in etwa zu dieser Zeit. Du hast in den vergangenen Tagen und Wochen gefühlt alles unternommen, um ihm beim Weiterschlafen zu helfen und fühlst dich überfordert und wie gerädert. Euer Schlafziel befindet sich in weiter Ferne. Das kann doch nicht so weitergehen. Auch für dein Kind wären längere Schlafphasen wahrscheinlich entspannter …

Die Gründe, warum ihr euch noch in einer herausfordernden Schlafsituation befindet, sind einfach und vielschichtig zugleich:

* Du hast Angst, etwas falsch zu machen.
* Du hast schon einiges probiert, was aber entweder nicht oder nur kurz funktioniert hat.
* Du fühlst dich durch die Vielzahl an Informationen und unterschiedlichen Aussagen verunsichert und weißt nicht, was für dich und dein Kind richtig ist.
* Du weißt theoretisch, was zu tun ist, hast aber keine Idee, wo du anfangen und wie du weitermachen sollst.
* Du möchtest nur das Beste für dein Kind und befürchtest, du könntest deinem Kind mit Eingriffen von außen schaden.
* Du fühlst dich zu kraftlos, um einen eingeschlagenen Weg konsequent zu verfolgen.

Kurzum: Mangelhaftes Wissen in Kombination mit Verunsicherung und Sorge haben dich davon abgehalten, dein Ziel zu erreichen.

In diesen Punkten geht es dir wie den meisten Eltern, die sich mal in einer ähnlichen Situation befunden haben. Sie alle hatten Angst, etwas falsch zu machen oder ihr Kind leiden zu sehen und verspürten gleichzeitig nur einen Wunsch: endlich Entspannung in ihre familiäre Schlafsituation bringen, sodass ihr Kind auf sanfte Art und Weise glücklich ein- und altersentsprechend durchschlafen kann.

Die gute Nachricht ist: Das geht! Eure Schlafsituation wird schon bald deutlich besser, idealerweise sogar richtig gut sein. Voraussetzung dafür ist allerdings, dass du mir vertraust, dich Schritt für Schritt durch das Buch arbeitest, das Gelernte umsetzt und an euren Erfolg glaubst!

Denn der Glaube versetzt bekanntlich Berge. Aber unabhängig vom Glauben kann absolut jedes gesunde Kind grundsätzlich entspannt ein- und altersentsprechend durchschlafen. Auch deins. Es weiß es nur noch nicht.

4. Nur mit der richtigen inneren Haltung gelangst du ans Ziel

Ohne ein klares Warum und ohne die richtige innere Haltung wird dich das beste Wissen nicht ans Ziel bringen. Auch ich musste das schmerzlich lernen.

Ehrlich gestanden habe ich am Anfang meiner Tätigkeit als Schlafcoach viel mit reiner Wissensvermittlung gearbeitet –, wenn auch nur für kurze Zeit. Ich habe meine Kundinnen zu Hause besucht, mit ihnen einen individuellen Schritt-für-Schritt-Plan erarbeitet und mit ihnen Ergebnisse erzielt, die okay waren. Leider waren es aber keine sehr guten Ergebnisse. Warum nicht? Es hat noch etwas Entscheidendes gefehlt, was ich die richtige innere Haltung nenne. Sie bildet die Brücke, die für die meisten Eltern und auch für dich absolut unverzichtbar ist, um an dein Ziel zu gelangen. Die reine Wissensvermittlung wird dich nicht in die Veränderung bringen. Stattdessen muss es in deinem Kopf klick machen, damit du deine Ängste überwinden und deine Sorgen beiseitelegen kannst. Du musst wahrnehmen können, dass du deinem Kind und dir einen Gefallen tust. Dann wirst du in der Lage sein, euren Weg bis zum gesteckten Ziel zu gehen.

Weißt du, was ich meine? Vielleicht hast du selbst schon viel recherchiert und gegoogelt, sogar das eine oder andere Buch gelesen. Möglicherweise hatte auch eine Freundin oder sogar der Kinderarzt manch ach so wertvollen Tipp für dich. Aber all diese Tipps und Bücher haben dich nicht weitergebracht, weil eben diese Brücke noch nicht da war, die neben dem Wissen zur Umsetzung essenziell ist. Wissen allein bringt nur wenige zum Handeln. Stell dir zum Beispiel einen passionierten Raucher vor. Und stell dir vor, du empfiehlst ihm, mit dem Rauchen aufzuhören. Immerhin ist es extrem ungesund, teuer und auch ziemlich übelriechend. Der Raucher wird sich von dieser Moralpredigt nicht beeindruckt zeigen und dir vielleicht sogar deutlich machen, wie sehr du ihm mit deinen Ratschlägen auf die Nerven fällst. Nur, um sich dann die nächste Zigarette anzuzünden.

Warum ist das so? Weil das alleinige Wissen über Richtig oder Falsch, über Gut oder Schlecht noch keine Veränderung bewirkt. Dafür braucht es beides: das nötige Wissen und einen inneren Wandel, sprich einen Paradigmenwechsel.

GENAU DAS BEKOMMST DU HIER IN DIESEM BUCH:

* das Fachwissen und
* deinen inneren Wandel

Beides brauchst du, um euer Schlafziel zu erreichen.

Durch unsere jahrelange Coaching-Tätigkeit haben mein Team und ich viel lernen dürfen. Wir wissen aus Erfahrung, welche Reihenfolge im Vorgehen am leichtesten ist. Wir wissen aber auch, welche Coaching-Werkzeuge und -Techniken eine funktionierende Brücke bilden, damit eine Veränderung für dich und dein Kind gut gelingen kann. Denn wenn es spürt, dass du dir sicher bist und dein Handeln richtig und gut ist, ist auch für dein Kind alles bestens. Die Gedanken und Emotionen, die du ausstrahlst, entscheiden maßgeblich darüber, ob eine Veränderung einfach oder schwierig sein wird. Aus diesem Grund lege ich dir ganz fest ans Herz, wirklich alle Coaching-Übungen aus diesem Buch zu machen. Alle! Vertrau mir. Sie sind der Schlüssel dafür, dass euer gemeinsamer Weg so leicht wie möglich wird.

Die Coaching-Übungen, die du in diesem Buch finden wirst, helfen dir innerlich zu wachsen und einen anderen Blick auf bestimmte Dinge zu gewinnen. Sie bilden die Brücke zwischen Wissen und Handeln, zwischen Theorie und Praxis, zwischen einem Plan und der tatsächlichen Zielerreichung: eurer entspannten Schlafsituation!

Also mach einfach mit. Lass dich darauf ein. Du wirst einiges an Fachwissen und Werkzeugen vermittelt bekommen. Ich freue mich sehr darauf, dich mit diesem Buch auf jedem Schritt entlang des Weges begleiten zu dürfen.

5. Das erwartet dich in diesem Buch

An dieser Stelle möchte ich dir einen Überblick über dieses Buch geben, damit du weißt, was auf dich zukommt: Ähnlich wie mein videobasierter Onlinekurs ist auch dieses Buch in fünf Kapitel aufgebaut. Falls du ein Lerntyp bist, der über das Hören und Sehen leichter lernt als mittels Lesen, kannst du dich hier über den Onlinekurs oder über unser Coaching mit Betreuung informieren.

ZUR HOMEPAGE

Hier geht's zu unserer Homepage, falls du dich über die Ausbildung zum Schlafcoach oder über den Onlinekurs informieren möchtest: **https://meinbabyschlafcoaching.de/**

Diese fünf Kapitel bringen dich Schritt für Schritt zu eurem Schlafziel, egal ob dein Kind im Moment vier Monate alt ist, zwei Jahre oder vielleicht sogar schon dreieinhalb. Mithilfe dieses Buches wirst du verstehen, warum eure Situation so ist wie sie ist, und du wirst in der Lage sein, einen Weg zu finden, der auf jeden Fall zu dir und deinen Erziehungsvorstellungen passt. Damit dieser Weg für dich und dein Kind so einfach wie nur irgendmöglich wird, empfehle ich dir, dieses Buch genau in der vorgegebenen Reihenfolge zu lesen und durchzuarbeiten. Natürlich kannst du das sprichwörtliche Pferd auch von hinten aufzäumen. Das kann aber durchaus nach hinten losgehen, was du sicherlich vermeiden möchtest. Deshalb mach es dir lieber einfach und lies ein Kapitel nach dem anderen –, ohne zu spicken.

* Kapitel 1: In Kapitel 1 wirst du lernen, den Schlaf deines Kindes genau zu verstehen. Du wirst erfahren, warum eure aktuelle Schlafsituation so ist, wie sie ist, und du wirst eine grobe Idee davon bekommen, wie du sie entspannen kannst.

* Kapitel 2: Im zweiten Kapitel schaffen wir die Basis für unkompliziertes Einschlafen. Das bedeutet, wir werden daran arbeiten, dass dein Kind entspannt innerhalb weniger Minuten einschlafen kann, falls das noch nicht der Fall ist. Nach diesem Kapitel wirst du den perfekten Zeitpunkt dafür kennen, wann du deinem Kind ein Schlafangebot machst.

* Kapitel 3: In Kapitel 3 lernst du, die nächtlichen Still- und Flaschenmahlzeiten auf ein altersentsprechend gutes Maß zu bringen, das sich für dich richtig anfühlt und dem Entwicklungsstand deines Kindes entspricht. Gleichzeitig wird dein Sonnenschein tagsüber zum guten Esser/Trinker, falls das im Moment noch nicht der Fall ist. Und eines vorweg: Eine gute Schlafsituation im Sinne von entspannten Nächten und nächtliche Still- oder Flaschenmahlzeiten stehen in keinem Widerspruch zueinander. Ganz im Gegenteil!

* Kapitel 4: In diesem Kapitel werden wir am eigenständigen Einschlafen arbeiten und die Voraussetzung für altersentsprechendes Durchschlafen schaffen. Das heißt: einschlafen ohne bestehende Schlafassoziation (Genaueres dazu später). Dein Kind wird lernen, dort einzuschlafen, wo du es dir wünschst; mit einem Ansatz, der sich für dich richtig anfühlt und der gleichzeitig zum Alter und den Bedürfnissen deines Kindes passt. Mit oder ohne Einschlafbegleitung und in eurem Tempo. Dadurch stärkst du das Urvertrauen deines Kindes, und es erhält die Chance, altersentsprechend durchzuschlafen. (Nein, du kannst leider nicht mit diesem Kapitel anfangen. Die Vorarbeit ist essenziell!)

* Kapitel 5: In Kapitel 5 werden wir uns um die Feinjustierung kümmern, damit ihr sicher und zufrieden an eurem finalen Schlafziel ankommt. Dieses Kapitel wird dir auch in Zukunft als SOS-Anlaufstelle dienen, da du hier darauf vorbereitet wirst, auch künftige Schlafherausforderungen mit den richtigen Fragestellungen verstehen und selbstverständlich lösen zu können.

DASS BABY- UND KLEINKINDERSCHLAF IMMER MAL WIEDER ZUR HERAUSFORDERUNG WIRD, IST VOLLKOMMEN NORMAL.

Die Frage ist nur, wie du damit umgehst. Mit dem nötigen Wissen, innerer Klarheit und einer Prise Umsetzungsstärke ist jede Herausforderung innerhalb weniger Tage oder Wochen zu meistern.

Damit wir dein individuelles Ziel zügig und möglichst einfach erreichen, gehen wir – wie du schon weißt – in fünf Schritten vor, wobei jeder einzelne Schritt wichtig ist:

1. Schlaf verstehen und Klarheit gewinnen.
2. Glücklich, zufrieden und zügig einschlafen, auch zu allen Tagschläfchen.
3. Tagsüber zum guten Esser werden und nachts altersentsprechende Still- und Flaschenmahlzeiten erhalten.
4. Eigenständig einschlafen, um bestehende Schlafassoziationen zu lösen (das kann mit oder ohne deine oder die Anwesenheit einer Bezugsperson sein – du entscheidest).
5. Altersentsprechend durchschlafen und für die Zukunft an Sicherheit gewinnen.

Lass uns gleich loslegen!

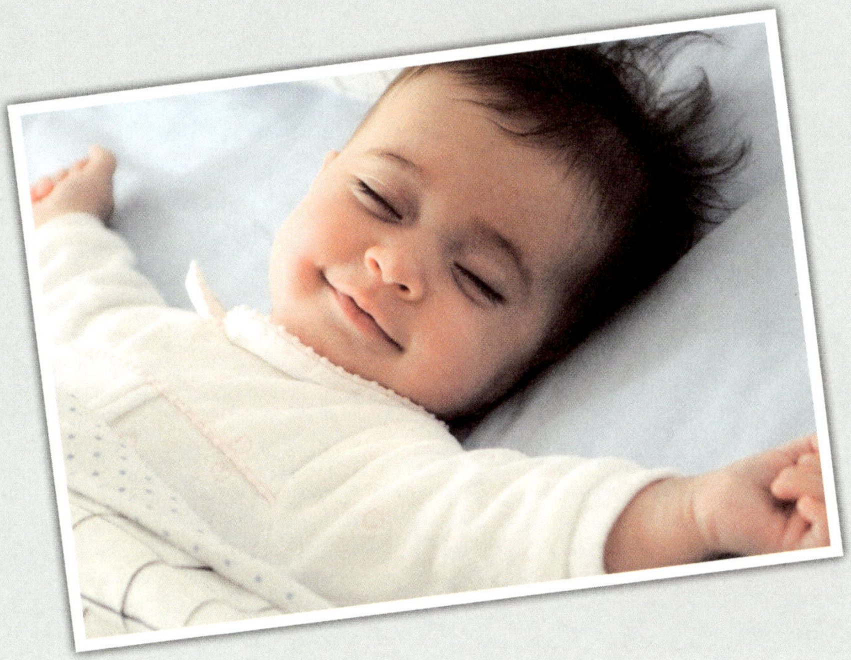

Kapitel 1

Schlaf verstehen

Was du über das Schlafverhalten von Babys und Kleinkindern wissen musst, und wie du eure aktuelle Schlafsituation mithilfe eines Schlafprotokolls analysierst

Entspannt einschlafen, glücklich aufwachen: **1. Schritt**

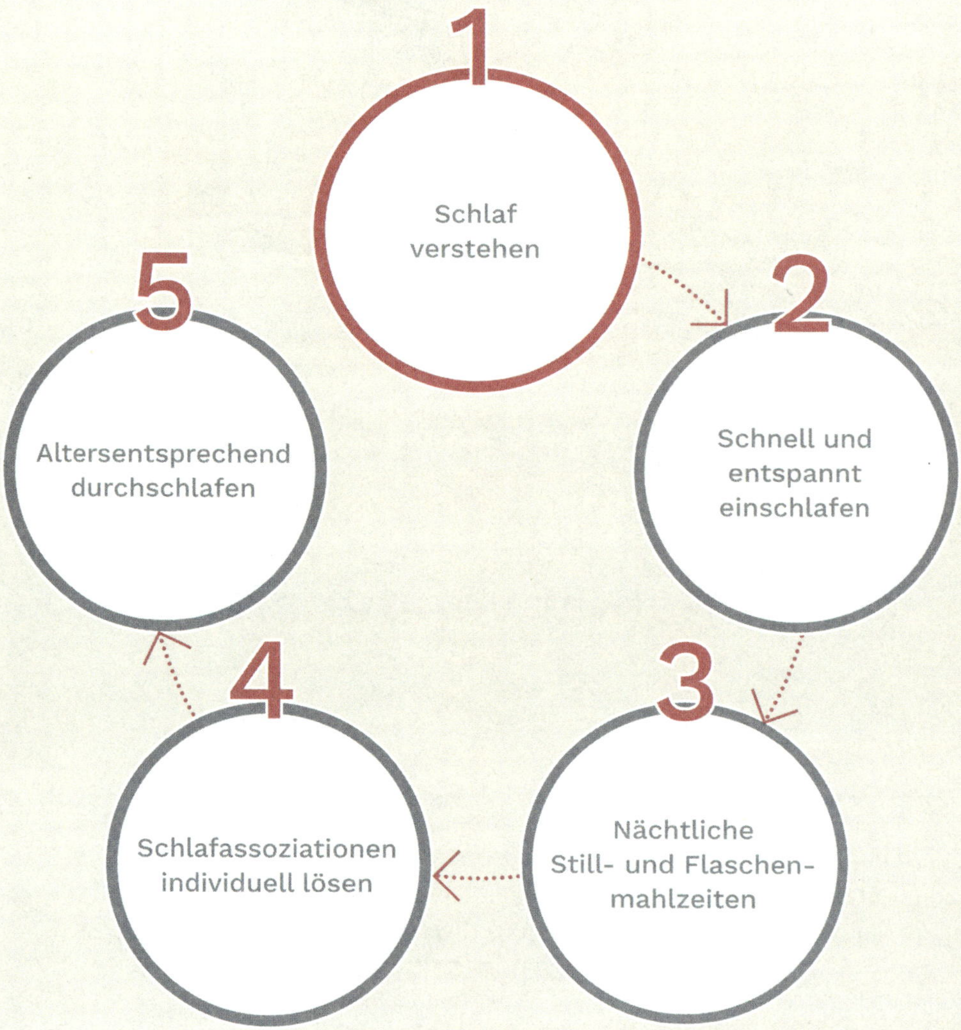

Nicht am Ziel wird der Mensch groß, sondern auf dem Weg dorthin.

RALPH WALDO EMERSON

1. Das erwartet dich in diesem Kapitel

In diesem Kapitel schaffen wir die notwendige Grundlage für alle weiteren und zukünftigen Schritte. Damit du alle Coaching-Werkzeuge, die du in diesem Buch kennenlernen wirst, richtig und erfolgreich anwenden kannst, ist es vorher wichtig, Klarheit darüber zu gewinnen, wie Schlaf überhaupt funktioniert, welche Veränderungen möglich sind und wo du und dein Kind im Moment stehen. Um eure aktuelle Situation genau bestimmen zu können, sind die folgenden Fragen entscheidend:

* Wie lange dauert das Einschlafen in den jeweiligen Einschlafsituationen?
* Wann schläft dein Kind wo ein?
* Welche Hilfsmittel kommen zum Einsatz?
* Was funktioniert gut und was weniger gut?
* Wie geht es deinem Kind im Einschlafprozess?
* Wie oft wacht dein Kind nachts auf, und was hilft ihm dabei, wieder in den Schlaf zu finden?

Aus diesem Grund ist es sinnvoll, ab sofort ein Schlafprotokoll führen. So ist es leichter, die aktuelle Situation zu überblicken. Es wird dir dabei helfen, die Situation objektiv einzuordnen, damit wir im Anschluss dein individuelles und konkretes Ziel erarbeiten können. Während dieser dreitägigen Protokollphase werden wir jedoch nicht Däumchen drehen, sondern die Zeit nutzen, um den Schlaf und die Schlafbedürfnisse deines Kindes besser zu verstehen.

Erfahrungsgemäß wird es dir helfen, gleich zu Beginn in folgende Punkte tiefer einzusteigen:

* Warum gesunder Schlaf für die gesamte Familie wichtig ist
* Gründe für schwierige Schlafsituationen
* Umstellungsphasenn/Schlafregressionen
* Schlafzyklus
* Einschlafhilfen
* Schlafassoziationen
* Schlafhygiene
* Abendroutine

Am Ende dieses Kapitels wirst du wissen, warum alle bisherigen Versuche, Entspannung in eure Schlafsituation zu bringen, nicht oder nur halbwegs gut funktioniert haben.

Positiv ausgedrückt: Du wirst zumindest eine grobe Idee davon haben, was du ab jetzt anders machen kannst, damit das Ein- und altersentsprechende Durchschlafen einfach werden können. Mit dem konkreten Plan und dessen Umsetzung befassen wir uns dann in den darauffolgenden Kapiteln.

2. Wichtige Dokumente zum Ausdrucken oder Kopieren

Damit du dich auf das Wesentliche konzentrieren kannst, nämlich die Umsetzung, habe ich für dich einen Downloadbereich erstellt. Hier findest du alle wichtigen Übersichten und Arbeitsblätter zum Ausdrucken, Abheften und immer wieder Nachschlagen. Weil dieses Buch deine aktive Mitarbeit erfordert und du auch immer wieder etwas aufschreiben wirst, lege dir gern einen Hefter an. So hast du immer alles Wichtige zur Hand und läufst nicht Gefahr, dich im Zettelchaos zu verlieren.

Am besten druckst du dir alle Dateien jetzt sofort aus. Du wirst die erste Übersicht nämlich schon gleich brauchen. Entweder folgst du dem unten stehenden Link oder du kopierst dir die Unterlagen aus dem Anhang in diesem Buch.

DOWNLOADBEREICH

Hier geht's zu all den wichtigen Unterlagen, die du dir gern ausdrucken kannst: **https://meinbabyschlafcoaching.de/downloads/**

Falls dir aktuell keine Druckmöglichkeiten zur Verfügung stehen, findest du in deinem Freundeskreis bestimmt jemanden, der dir aushelfen kann. Ansonsten kannst du gern auch zum Notizbuch greifen, um dir dort alles Wichtige zu notieren.

3. Dein Schlafprotokoll

Jetzt heißt es: Ärmel hochkrempeln, Stift zücken und loslegen. Du machst nun den ersten Schritt auf eurem Weg zu besseren Nächten.

Bitte drucke dir das Schlafprotokoll aus dem Anhang oder dem Downloadbereich in dreifacher Ausfertigung aus und führe es für die kommenden drei Tage.

Zur Auswertung kommen wir im nächsten Kapitel.

SCHLAFPROTOKOLL

DATUM		VORMITTAG						NACHMITTAG						ABEND						NACHT					
NAME		7	8	9	10	11	12	13	14	15	16	17	18	19	20	21	22	23	24	1	2	3	4	5	6
SCHLAF	Gesamt (egal wo)																								
	im Bett der Eltern																								
	im eigenen Bettchen																								
	im Kinderwagen																								
	im Auto																								
	in der Wippe/Wiege																								
	auf dem Arm																								
NAHRUNG	Stillen																								
	Flasche																								
	Essen																								
HILFS-MITTEL	Geräusche App o.Ä.																								
	Föhn																								
	Hüpfball																								
ABENDS	Einschlafritual																								
BESON-DERES	Haushalt																								
	Pekip, Krabbel-gruppe & Co.																								
	Zeit mit Papa																								
	Sonstiges																								
	Sonstiges																								

Um wie viel Uhr hast du dein Kind am Abend schlafengelegt?

Wie lange brauchte dein Kind zum Einschlafen?

Welche besonderen Vorkommnisse gab es?

Damit deine Zeitangaben möglichst genau sind, fülle die Tabelle bitte mit einem durchgehenden Strich aus und markiere Schlafunterbrechungen mit einem x.

Bei der Protokollführung geht es vor allem darum, ein möglichst realistisches Bild von eurem typischen Tagesablauf zu gewinnen, auch wenn diese Klarheit nicht immer angenehm ist.

Damit du den größten Nutzen aus dem Protokoll ziehen kannst, schenke bitte folgenden Punkten in der Protokollphase besondere Aufmerksamkeit, und notiere dir die Antworten auf den Protokollbögen oder einem Extrablatt:

* Wie lange hat es jeweils gedauert, bis dein Kind in den Schlaf gefunden hat (Schlaflatenz)? Diese Erkenntnis wird in Kapitel 2 wichtig sein.

* Was hast du oder habt ihr gemacht beziehungsweise was ist passiert, damit dein Kind in den Schlaf finden konnte? Zu jeder einzelnen Einschlafsituation mache dir Notizen. Diese Erkenntnis wird in Kapitel 4 und 5 wichtig sein.

* Wie oft ist dein Kind nachts unvollständig oder vollständig aufgewacht (das kannst du mit einem x markieren)? Diese Erkenntnis wird in allen Kapiteln von Bedeutung sein.

* Gab es nächtliche Wachphasen? Wie lange haben sie gedauert? Diese Erkenntnis wird vielleicht schon in Kapitel 2, sicher aber in Kapitel 5 eine wichtige Rolle spielen.

* Wann trinkt dein Kind nachts eher viel und wann eher wenig? Falls deine Maus die Flasche bekommt, kannst du gern die Menge in Millilitern notieren. Diese Erkenntnis wird dir in Kapitel 3 weiterhelfen.

* Welche emotionalen oder physischen Herausforderungen gab es vielleicht für dein Kind (Streit der Eltern, Wiedereinstieg eines Elternteils in die Arbeit, Kita- Eingewöhnung, Umzug, Krankheit, Impfung etc.)? Ein Bewusstsein an dieser Stelle ist immer wichtig.

Keine Sorge, das ist ganz einfach. Ein Ausfüllbeispiel findest du im Downloadbereich. Fang einfach morgen früh mit dem Notieren an und lies gleichzeitig weiter, sodass du in drei Tagen für die Auswertung und die ersten Schritte bereit bist.

4. Warum gesunder Schlaf für deine ganze Familie wichtig ist

Bevor mein Sohn auf die Welt kam, dachte ich, dass ein Kind meine Beziehung perfekt machen würde. Ich hatte Familien aus Werbespots vor Augen und stellte mir insbesondere die Anfangszeit total glücklich und romantisch vor. Umso überraschter war ich, dass diese unfassbar einmalige Anfangszeit nicht nur romantisch, sondern teilweise auch ganz schön holperig war. Das hatte sehr vielschichtige Ursachen.

Doch die mit Sicherheit größte Herausforderung waren die Nächte. So hatte ich mir das nicht vorgestellt. Auch wenn mir vollkommen klar war, dass die ersten drei bis fünf Monate herausfordernd sein würden, war ich doch nicht darauf eingestellt, auch nach einem Jahr noch durchschnittlich 13-mal pro Nacht aufzustehen, um meinem Sohn wieder in den Schlaf zu helfen. Aber es war so. Die Folgen dieses Schlafentzugs waren drastisch:

* Ich war verunsichert und nervlich am Ende.
* Ich war gereizt und stritt wesentlich häufiger mit meinem Mann als vor der Geburt.
* Ich fühlte mich unverstanden und meine Beziehung litt erheblich darunter.

Ich war – vor allem für meinen Sohn – nicht die gelassene Mutter, die ich gern sein wollte. Was ich damals noch nicht wusste:

Schlafmangel kann auch für Kinder massive Folgen haben:

* Die Lern- und Konzentrationsfähigkeit nimmt ab,
* das Unfallrisiko steigt,
* die Stimmung sinkt,
* das Immunsystem wird geschwächt und
* sogar depressive Verstimmungen werden begünstigt.

Diese schwierigen Nächte dauerten in unserem Fall viele, viele Monate an und hätten fast das Beziehungsaus zwischen meinem Mann und mir nach sich gezogen.

Hätte ich damals gewusst, was ich heute weiß, hätten wir mindestens schon anderthalb Jahre früher entspannte Tage und Nächte gehabt. Johannes hätte sich zu jeder Zeit die Menge an Schlaf nehmen können, die er für seine gesunde Entwicklung braucht, und ich wäre eine deutlich entspanntere Mutter und Ehefrau gewesen. Wir hätten unsere gemeinsame Zeit mehr genießen können und alle wären gelassener und glücklicher gewesen.

Hätte, hätte, Fahrradkette ... Was für ein blöder Spruch! Für meine Familie und mich kann ich die Zeit leider nicht zurückdrehen. Was ich aber kann, ist dir alles an Wissen und an Sicherheit mitzugeben, sodass du es mit deiner Familie besser machen kannst. Eins nämlich weiß ich sicher: Wenn du den Schlaf deines Kindes verstehst, wenn du an Sicherheit und Vertrauen gewinnst, wenn du souverän mit jeder Schlafherausforderung umzugehen weißt, wird das Schlafen einfach und schön. Und davon werdet ihr alle profitieren – dein Kind, du, dein Partner und deine Beziehung.

Dein Kind kann entspannt einschlafen, sobald es müde ist. Es kann sich zu jeder Zeit genau die Menge an Schlaf nehmen, die es für seine gesunde Entwicklung braucht. Ihm gelingt der Übergang von einem in den nächsten Schlafzyklus souverän, und es wacht nur dann auf, wenn es Durst hat (vorausgesetzt, es ist gesund). Und wenn dein Kind wach ist, genießt es die Zeit mit seinen entspannten und ebenfalls ausgeruhten Eltern.

Du gewinnst an Sicherheit, Lebensqualität und Zeit (da dein Kind schnell und leicht in den Schlaf findet), die du mit deinem Partner, mit einer Freundin oder einfach nur für dich genießen kannst.

Dein Partner profitiert davon, dass du ausgeschlafen und zufriedener bist. Falls ihr euch aufgrund eurer Schlafherausforderungen für getrennte Schlafzimmer entschieden habt, könnt ihr jetzt wieder zusammenziehen. Auch dein Partner wird euer Kind nun entspannt zu Bett bringen können.

Die ganze Familie kann sich in ihren neuen Rollen leichter zurechtfinden und diese wertvolle Anfangszeit viel befreiter genießen.

Und da dieses Wissen und Verstehen die absolute Basis darstellen, damit du euren individuellen Weg später auch erfolgreich gehen kannst, wiederhole ich mich an dieser Stelle: Mach keine Abkürzungen! Lese das ganze Buch Kapitel für Kapitel durch. Eins nach dem anderen und nicht ein bisschen hier und ein bisschen dort. Nur dann, und da bin ich mir absolut sicher, wirst du euer Schlafziel auch erreichen. Versprochen!

5. Eure Schlafherausforderungen und ihre Ursachen

Es liegt in der Natur der Sache, dass Baby- und Kleinkinderschlaf so alt ist wie die Menschheit selbst. Auch wenn sich in den vergangenen Jahrtausenden insgesamt so einiges am Menschsein verändert hat, vermute ich, dass das Schlafverhalten noch ziemlich ursprünglich geblieben ist.

Zwar gibt es Babys, bei denen der Schlaf bereits ab Geburt recht reibungslos funktioniert, es sind aber wenige. Ich wage zu behaupten, dass mindestens die Hälfte aller Kinder gelegentlich mit der einen oder anderen Schlafherausforderung kämpft. Besonders häufig kommt es vor, dass Kinder

* sehr lange brauchen, um in den Schlaf zu finden oder nur mit Hilfestellung, zum Beispiel durch Tragen, Stillen/Flaschegeben, Wippen und vieles mehr einschlafen können;
* überdurchschnittlich oft nachts wach werden, weil sie den Übergang von einem in den nächsten Schlafzyklus noch nicht schaffen;
* sehr früh aufwachen;
* nächtliche Wachphasen haben;
* beim Einschlafen oder im Schlaf quengeln oder weinen oder
* tagsüber eher schlechte Esser sind, die dafür nachts die versäumten Kalorien nachholen.

Du siehst, es gibt sehr viele Schlafherausforderungen, die wiederum sehr unterschiedliche Ursachen haben können. Wenn du sie erkennst und entsprechend einzuordnen weißt, wirst du ihnen in Zukunft souverän begegnen können.

NEUN OFFENSICHTLICHE GRÜNDE, DIE DAS SCHLAFEN ERSCHWEREN

* Durst/Hunger
* Krankheit
* Zahnungsbeschwerden
* Verdauungsbeschwerden (häufig ausgelöst durch eine Laktose-Unverträglichkeit oder innerhalb der ersten Lebensmonate)
* Sonstiges physisches Unwohlsein (volle Windel, zu warm, zu kalt, Decke/Schlafsack kratzt ...)
* Zu laut
* Zu hell
* Albträume (in der Regel erst bei Kleinkindern)
* Angst, etwa die vor Monstern unterm Bett (in der Regel erst bei Kleinkindern)

NEUN VERSTECKTE GRÜNDE, DIE DAS SCHLAFEN ERSCHWEREN

* **Schlafregressionen:** Kognitive Entwicklung und Veränderungen des Schlafes, die häufig mit einem (teilweise auch nur temporären) Rückgang an Schlafbedarf einhergehen.
* **Zu viel Tagschlaf in Stunden:** Hierzu kann es kommen, weil ein Kind entweder nachts zu wenig und tagsüber zu viel schläft, oder weil der Schlafbedarf gesunken ist.
* **Zu viele Nickerchen:** Ein Überangebot an Schlaf kann in einem zu niedrigen Schlafdruck resultieren. Das Einschlafen wird erschwert und nächtliche Wachphasen können hinzukommen.
* **Zu frühe Bettzeit:** Die Müdigkeit ist noch nicht groß genug. Schwieriges Einschlafen und/oder sehr frühes Aufwachen können die Folge sein.
* **Zu späte Bettzeit:** Eine Übermüdung führt zur Ausschüttung des Stresshormons Cortisol. Dies erschwert das Einschlafen und begünstigt häufiges und/oder sehr frühes Erwachen.

* **Nahrungsmittelunverträglichkeit:** Blähungen und Krämpfe stören das Schlafen (tritt selten auf und betrifft eher Kleinkinder).
* **Unregelmäßiges morgendliches Erwachen:** Es ist schwierig, den richtigen Zeitpunkt für ein Schlafangebot zu finden. Ein langer und mühsamer Einschlafprozess kann die Folge sein.
* **Elternunabhängige Schlafassoziationen:** Zum Beispiel motorisierte Federwiege oder eine sensorgesteuerte Einschlafhilfe.
* **Elternabhängige Schlafassoziationen:** Zum Beispiel Einschlafstillen, in den Schlaf tragen, Gymnastikball und vieles mehr.

Zugegeben, das sind wirklich viele Ursachen. Falls du dich gerade fragst, wie du bei all diesen möglichen Störfaktoren jemals herausfinden sollst, was dich und dein Kind vom entspannten Ein- und altersentsprechenden Durchschlafen abhält – keine Panik. Du bist in guter Gesellschaft. Den meisten Eltern geht das am Anfang so. Das wird sich aber bald ändern. Schon bald weißt du auch, wie. Ausnahmslos jede schwierige Schlafsituation lässt sich lösen, wenn du die richtigen Werkzeuge besitzt. Und die werde ich dir an die Hand geben und erklären. Schritt für Schritt. Ganz einfach.

Auch ich hatte übrigens vor ein paar Jahren das lähmende Gefühl, den Wald vor lauter Bäumen nicht mehr sehen zu können und nicht zu wissen, wo oder wie ich anfangen soll. Aber als ich erst mal verstanden hatte, warum mein Sohn im Alter von elf Monaten nachts durchschnittlich 13-mal wach wurde, konnte ich ihm helfen. Innerhalb weniger Tage war er in der Lage, die Übergänge von einem Schlafzyklus in den nächsten entspannt zu meistern. Und dann auch durchzuschlafen.

Auch wenn es dir im Moment unklar erscheinen mag, welche der vielen oben genannten Gründe für eure Schlafherausforderung verantwortlich sein könnten, bitte ich dich einfach, mir zu vertrauen. Schon bald wirst du die Ursache eurer Istsituation zu 100 Prozent verstehen. Auf dieser Grundlage erarbeiten wir dann gemeinsam eure individuelle Lösung. Aber eins nach dem anderen.

Jetzt möchte ich euch erst mal in die Welt des Baby- und Kleinkinderschlafs mitnehmen. Dieses Grundverständnis wird nämlich die Basis für euren individuellen Lösungsweg. Also bitte nicht überspringen, sondern gut durchlesen.

6. Neugeborenenschlaf, Emotionen und die Sprache deines Kindes

Im letzten Kapitel hast du dir einen Überblick über die häufigsten Schlafschwierigkeiten verschaffen können. Wie sie entstehen und welche wichtige Rolle Emotionen in diesem Zusammenhang spielen, erkläre ich dir im nachfolgenden Kapitel. Dieses Wissen wird dir im weiteren Verlauf des Buchs sehr weiterhelfen. Lass uns daher mal schauen, wie Neugeborenen- und Babyschlaf funktioniert.

Schlafen wie ein Baby

Am Anfang ging es dir vielleicht ähnlich wie mir: Du warst mit deiner neuen Situation etwas überfordert, leicht verunsichert und wolltest alles zu 150 Prozent richtigmachen. Und dazu gehört nun einmal auch ausreichend gesunder Schlaf. Richtig?

Wie funktioniert nun der Neugeborenenschlaf? Dieser unterliegt, einfach ausgedrückt, dem Zufallsprinzip. Während manche Kinder schon sehr früh viele Stunden am Stück schlafen können, teilweise sogar durchschlafen, schlummern andere immer nur etappenweise und selten mehrere Stunden am Stück.

Jedes Baby ist einzigartig und hat ein eigenes Schlafbedürfnis. Was alle jedoch eint: Das Besondere am Neugeborenenschlaf ist, dass er noch nicht zyklisch verläuft. Die Kleinen fallen nach dem Einschlafen unmittelbar in eine Tiefschlafphase. Dieser Zeitraum, in dem Babys unmittelbar in den Tiefschlaf fallen, hält in der Regel bis zur 16. bis 18. Lebenswoche an. Während dieser Wochen solltest du dich einfach voll darauf konzentrieren, deinem Kind dabei zu helfen, in dieser Welt anzukommen – ganz egal, wie diese Hilfe aussieht. Dafür ist es essenziell, dass du verstehst, was es dir sagen möchte.

Nonverbale Signale verstehen lernen

Kommen wir zu einem Thema, das mir besonders am Herzen liegt. Mein Team und ich machen oft die Erfahrung, dass viele Eltern beim Weinen ihres Kindes schnell verzweifeln. Sie denken, dieses Weinen sei Ausdruck extremen Unwohlseins. Das verstehe ich. Absolut. Ich kenne nichts, das mich emotional so mitschwingen lässt wie Babyweinen.

Dennoch ist es keinesfalls so, dass es deinem Kind bei jedem Weinen schlecht geht. Ganz sicher nicht, glaube mir. Mit etwas Abstand und aus einem anderen Blickwinkel betrachtet, hat die Natur deinem Kind eine ganz wunderbare Fähigkeit mitgegeben. Nämlich die Fähigkeit, sich schon lange, bevor es sprechen kann, auszudrücken. Es ist seine erste Möglichkeit, dir zu sagen, dass es etwas braucht. Dass es ein unerfülltes Bedürfnis verspürt. Nicht mehr und nicht weniger. Es kann noch nicht sagen: »Mama/Papa, ich habe Hunger«, oder »Mama/Papa, ich habe Durst«. Es kann dir einfach nur mitteilen, dass es etwas braucht.

Die Bedürfnisse deines Kindes

Deine Aufgabe besteht darin, dieses Bedürfnis zu erkennen und das entsprechende Angebot zu machen.

Nur so kann dein Baby genau das bekommen, was es in diesem Moment braucht.

> Das häufigste Missverständnis, das wir zwischen Eltern und ihrem Kind erleben, ist die **vorschnelle Fehlinterpretation** jedes Weinens als Hunger oder Schlafbedürfnis.
> Insbesondere bei Kindern, die viele kurze Tagesschläfchen machen. Die Konsequenz ist häufig ein Überangebot an Schlaf und/oder Still- beziehungsweise Flaschenmahlzeiten. Die Erkenntnis, dass auch Nickerchen von 20 bis 30 Minuten bei Neugeborenen vollkommen normal sind, sorgt bei vielen Eltern für Entspannung.

Was also sind die häufigsten Bedürfnisse deines Kindes? Wie erkennst du sie? Und wie hilfst du deinem Kind wirklich? Wie du die tatsächlichen Bedürfnisse deines Kindes erkennst, ist so einfach wie schwierig zugleich: Im Grunde helfen dir nur genaues Beobachten, Zuhören, Hinfühlen und eine Portion Gelassenheit.

WEINEN ALS KOMMUNIKATIONSMITTEL

Weinen ist das wichtigste Kommunikationsmittel, das deinem Kind zur Verfügung steht. Auf diese Weise teilt es dir mit, dass es ein Bedürfnis verspürt. Absolut alle gesunden Babys weinen, um sich auszudrücken.

Was ich damit sagen möchte: Vielleicht gelingt es dir, das Weinen deines Kindes erst einmal möglichst gelassen und ohne Panik zu betrachten. Also einfach nur als das, was es ist. Nämlich ein Kommunikationsmittel. Und vielleicht stellst du dir dann die Frage:

»Was möchte mir mein Kind sagen?« Und zwar, bevor du innerlich in Stress und äußerlich in eingeübten Aktionismus verfällst. Wenn es dir gelingt, das Weinen deines Kindes im ersten Schritt als Kommunikationsmittel zu sehen, wird es dir auch leichter fallen, gelassen zu bleiben und das tatsächliche Bedürfnis deines Schatzes zu erkennen. Denn nicht jedes Weinen ist Ausdruck von Hunger oder Müdigkeit.

Frage dich künftig einfach: Was genau möchte mein Kind mir mit seinem Weinen sagen?

* Hat es (wirklich) Hunger/Durst?
  Falls ja, biete etwas zu essen/trinken an.

* Ist es (tatsächlich) müde?
  Falls ja, vielleicht kannst du deinem Kind ein Schlafangebot machen.

* **Hat es Bauchweh?**
  Oft wirken eine Bauchmassage und/oder der Fliegergriff (Halten des Kindes in Bauchlage) wahre Wunder.

* **Ist ihm zu kalt/zu warm?**
  Gut möglich, dass ein Kleidungsstück mehr oder weniger die Lösung ist.

* **Ist die Windel voll?**
  Eine neue Windel schafft wieder ein angenehmes Gefühl.

* **Kratzt die Kleidung/der Schlafsack?**
  Manche Kinder reagieren stark auf Schurwolle. Baumwollprodukte sorgen für ein entspanntes Hautgefühl.

* **Wünscht sich dein Schatz Nähe und Geborgenheit?**
  Bitte gib sie deinem Kind. Und vor allem 100 Prozent deiner Aufmerksamkeit. Das kann auch im Spiel oder auf der Krabbeldecke sein. Hier geht es vor allem um deine emotionale Aufmerksamkeit. Diese bedeutet für dein Kind mehr Nähe, als du vielleicht denkst. Denn dein Kind spürt, ob du gedanklich bei ihm bist oder nicht. Ob du Probleme wälzt oder die Zeit mit ihm genießt. Entscheidend ist in allererster Linie die Qualität der gemeinsam verbrachten Zeit und nicht ihre Summe. Der Grund, warum ich diesen Punkt so ausführlich betrachte, ist unserer heutigen Zeit geschuldet. Telefon, Internet und Fernsehen sind allgegenwärtig. In den meisten Fällen nehmen wir das nicht einmal mehr wahr. Der Fernseher läuft nebenher. Das Handy liegt immer griffbereit. Und wir telefonieren zwischendurch oder schauen nur mal schnell was im Internet nach. Während wir unser Kind stillen? Oder ihm Nähe und Geborgenheit in der Bauchtrage geben?

* **Wünscht es sich Ruhe?**
  Häufig sind wir uns unseres Alltagstrubels nicht bewusst, da er für uns normal ist. Für dein Kind kann er aber auch Stress bedeuten. Vielleicht gelingt es dir, einen Moment der Ruhe zu schaffen.

* **Ist es frustriert, weil der Ball weggerollt, die Spieluhr verstummt, die Katze aus dem Zimmer gelaufen ist?**
  Kannst du ihm helfen? Oder möchtest du es liebevoll in seinem Frust begleiten?

* **Ist es frustriert, weil das Umdrehen/Hochstemmen/Hochziehen noch nicht so klappt, wie es sich das wünscht?**
  Der Frust deines Kindes ist verständlich. Aber diese Erfahrung muss jedes Kind in seiner Entwicklung machen. Mehrfach. Oft auch im Einschlafprozess. Das ist normal und plötzlich auch wieder vorbei. Sobald die neue Fähigkeit selbstverständlich geworden ist, verschwindet auch der Frust. Bis der nächste Entwicklungsschritt kommt. Das einzige, was du machen kannst, ist dich zu entspannen und dein Kind üben zu lassen. Lass es sich ausprobieren und hilf ihm, wenn es deine Hilfe braucht.

* **Spürt deine Maus, dass du verzweifelt bist?**
  Werde dir deiner Sorgen und Ängste bewusst. Gewinne an Klarheit über deine Gefühle. Woher kommen sie genau? Was für einen Ursprung haben sie? Was kann im schlimmsten und im besten Fall passieren? Was kannst du tun, um die Situation positiv zu verändern? Insbesondere eine schriftliche Reflektion wird dir dabei helfen, Lösungen zu finden.

* **Fühlt dein Kind die Spannungen zwischen seinen Eltern und weint, weil es den Konflikt wahrnimmt?**
  Vielleicht gelingt es euch, euch eurer Gefühle klarzuwerden. Versetze dich in deinen Partner hinein und umgekehrt. Nehmt euch Zeit, um herauszufinden, wie eure Wünsche, Sorgen und Erwartungen aussehen. Ganz oft führen unterschiedliche Erwartungshaltungen zu Konflikten, die schon mit einem einzigen Gespräch ausgeräumt werden können. Insbesondere dann, wenn eigentlich alle Beteiligten das gleiche Ziel verfolgen: ein harmonisches Miteinander.

Wichtig für Eltern: Die eigenen Emotionen kennen und verstehen

Beispiel: Bine und ihr Mann haben sich lange Zeit ein Kind gewünscht und sind überglücklich, als es endlich so weit ist. Bine hat sich zwei Jahre Elternzeit genommen, um voll und ganz für die gemeinsame Tochter da sein zu können. Das wollte sie so. Auch wenn sie irgendwie ahnt, dass sie ihren Job in Zukunft wahrscheinlich nicht mehr so weitermachen wird wie vor dem Mutterschutz.

Martin, ihr Mann, ist jetzt weitestgehend Alleinverdiener. Auch wenn er es nicht zugeben möchte, so lastet diese Verantwortung doch auf ihm. Bine weiß nichts von Martins Sorgen, weil Martin sie damit nicht belasten möchte. Ebenso wenig möchte er sie mit seiner stressigen Jobsituation behelligen. Martin würde sich wünschen, dass Bine ihn mal wieder so richtig wahrnimmt und ihn vielleicht sogar mal fragt, wie es ihm geht. Denn, seitdem ihr Wunschkind auf der Welt ist, fühlt Martin sich wie das fünfte Rad am Wagen. Er sieht seine Frau kaum mehr und wenn doch, wird er mit Forderungen oder Vorwürfen überschüttet. Er liebt seine Frau und sein Kind über alles, aber er fühlt sich so hilflos. Er möchte gern der Mann und Familienvater sein, den Bine sich wünscht. Aber wie?

Bine fühlt sich ebenfalls komplett unverstanden. Sie hat ihren Job pausiert, sich in eine finanzielle Abhängigkeit begeben, und ihr fehlt der Austausch mit den Kollegen. Ihr Leben besteht gefühlt nur noch aus Stillen/Flaschegeben, schlafen beziehungsweise nicht schlafen, Haushalt und Windeln wechseln. So schön das alles ist, ihren Mann beneidet sie trotzdem ein bisschen, da er einerseits sein altes Leben behalten durfte und andererseits ein neues dazugewonnen hat. Bine würde sich wünschen, dass er sieht, was sie alles leistet, dass sie gerade etwas mehr Aufmerksamkeit und Zuwendung bräuchte und dass er für sie und ihr gemeinsames Kind da ist.

Solange Bine und Martin nicht miteinander sprechen, wird es zu Konflikten kommen. Beide haben Erwartungen an den anderen, die nicht oder nur teilweise erfüllt werden. Beide sind traurig und enttäuscht. Das Ergebnis können gegenseitige Schuldzuweisungen, Diskussionen und Streitigkeiten sein.

So oder so ähnlich geht es vielen jungen Familien. Beide Elternteile füllen neuen Rollen aus und müssen sich erst in ihnen zurechtfinden.

BEWUSSTE WAHRNEHMUNG

Wenn ihr euch eurer Gefühle bewusst werdet und euch Zeit nehmt, auch euren Partner und seine Bedürfnisse zu verstehen, wird euer Miteinander harmonischer werden. Davon profitiert die gesamte Familie.

Das ist für euch alle wichtig. Und vielleicht am allermeisten für dein Kind. Denn dein Schatz spürt eure Spannungen und Emotionen ungefiltert! Wenn du unsicher oder verzweifelt bist, wenn du wütend oder traurig bist, spürt dein Kind das vielleicht sogar noch, bevor du dir selbst darüber im Klaren bist, was mit dir und deinen Emotionen gerade los ist.

Sicherlich hast du die folgende Situation so oder so ähnlich auch schon einmal erlebt: Du begegnest einem Menschen, dem es offensichtlich nicht gut geht. Das kannst du spüren, ohne explizit darauf hingewiesen zu werden. Und obwohl du selbst vor einem Augenblick noch bester Laune warst, rutscht auch deine Stimmung plötzlich in den Keller, vielleicht wirst du sogar traurig. Schuld daran sind deine Spiegelneuronen, Nervenzellen im Gehirn, die den Grundstein dafür legen, dass du mit anderen mitfühlen kannst. Deinem Kind geht es ähnlich, auch wenn es noch nicht sprechen kann. Da du seine wichtigste Bezugsperson bist, wirken sich deine Emotionen besonders stark auf das Wohlbefinden deines Kindes aus. Bist du unglücklich, überträgt sich dieses Gefühl auch auf dein Kind.

Manchmal wird es vorkommen, dass du dein Kind nicht mehr verstehst und du absolut keine Idee mehr hast, was es plagt und wie du ihm helfen kannst. In solchen Situationen weißt du einfach nicht mehr weiter.

In diesem Fall können sich insbesondere bei Neugeborenen die 5 S von Dr. Harvey Karp als absoluter Segen erweisen. Er nennt sie den Ausschalter für das Schreien eines Babys.

Die 5 S in der Übersicht:

1. Strammes Einwickeln – Pucken
2. Seiten-/Bauchlage
3. Schsch-Laute
4. Schaukeln oder Wippen
5. Saugen an Brust, Flasche oder Schnuller

Diese 5 S sind besonders dann interessant für dich, wenn dein Baby noch recht jung ist. Wenn es von Bauchweh, fliegenden Armen oder Unruhe geplagt ist. Oder wenn es sich einfach nur ein bisschen mehr Nähe wünscht. Denn Kuscheln tut fast immer gut.

Häufigste Ursachen für Babytränen

Zusammenfassend lässt sich sagen, dass das Weinen bei Neugeborenen (bis zur 16. bis 18. Lebenswoche) in der Regel zwei Hauptursachen hat:

* Physische und
* emotionale Ursprünge

Erst danach, meist ab der 16. bis 18. Lebenswoche, kommen zwei weitere Gründe hinzu:

* Eltern machen ihrem Kind ein Schlafangebot zum falschen Zeitpunkt. Nämlich entweder, wenn es bereits zu müde ist oder aber wenn es noch nicht müde genug ist.
* Und, du weißt es vielleicht schon, die sogenannten Schlafassoziationen. Mit ihnen werden wir uns noch sehr genau beschäftigen.

Schlafassoziationen – sie können fatal sein. Für dein Kind, für dich und für euch als Familie. Leider sind sie nicht immer leicht zu erkennen. Sie entstehen scheinbar plötzlich und haben viele Gesichter. Vor allem können sie es deinem Schatz wirklich schwer machen, in den Schlaf zu finden, können nächtliches Weinen auslösen und sind die häufigste Ursache für überdurchschnittlich häufiges Aufwachen. Auch wenn es auf den ersten Blick nicht so erscheinen mag.

Was genau Schlafassoziationen sind, wie du sie erkennst und was du aus dieser Erkenntnis machst, klären wir gleich. Zuvor möchte ich dich noch über die Schlafregressionen aufklären. Die neu gewonnene kognitive Reife, die dein Schatz während seiner ersten Regression im Alter von etwa vier Monaten erreicht, ist häufig der erste Auslöser für Schlafassoziationen. Und die wiederum wollen wir in den folgenden Kapiteln lösen.

7. Fünf Umstellungsphasen, die du unbedingt kennen solltest

»Eigentlich war Schlafen für uns kein Thema. Aber seit einigen Tagen ist das Einschlafen ein regelrechter Kampf. Ich habe das Gefühl, mein Sohn wehrt sich total gegen das Einschlafen. Seitdem trage ich ihn wieder in den Schlaf, was wir eigentlich schon vor Wochen beendet hatten. Trotzdem braucht er mindestens eine halbe Stunde, um einschlafen zu können und hat häufig sogar nächtliche Wachphasen, in denen er putzmunter ist. Ganz im Gegensatz zu mir.« (Monika, Mutter von Simon, elf Monate)

Kommt dir das bekannt vor? So oder so ähnlich geht oder ging es sehr vielen Eltern. Schlafen war für ihre Kinder einfach. Bis zu einem bestimmten Zeitpunkt. Dann wurde das Schlafen entweder erstmalig oder erneut schwierig oder noch schwieriger, als es bereits war.

Meistens sind plötzlich auftretende oder hinzukommende Schlafherausforderungen das indirekte Ergebnis einer Entwicklungs- beziehungsweise Umstellungsphase. Diese Umstellungsphasen werden in der englischen Literatur oft Sleep Regressions genannt. Der Einfachheit halber habe ich diesen Begriff vor einigen Jahren ins Deutsche übernommen und verwende ihn auch im Rahmen meiner Ausbildung als Schlafregression, um diese Umstellungsphasen zu beschreiben.

Schlafregression

Da das Wort Regression in der deutschen Sprache sehr vielseitig verwendet wird, möchte ich dir an dieser Stelle sagen, was es für mich im Zusammenhang mit Baby- und Kleinkinderschlaf bedeutet und wie ich es verwende.

FÜR MICH SIND SCHLAFREGRESSIONEN GLEICHBEDEUTEND MIT:

* Umstellungsphasen,
* Reifeprozessen und
* Entwicklungsschritten, die in der Regel durch eine rückläufige Tendenz des Schlafbedarfs gekennzeichnet sind.

Im ersten Lebensjahr durchlebt dein Baby drei und im zweiten Lebensjahr zwei Schlafregressionen beziehungsweise Umstellungsphasen. Sie dauern in der Regel zwischen drei und sechs Wochen an und können manchmal ziemlich herausfordernd sein. In dieser Zeit verändert sich der Schlafbedarf deines Kindes. Eine Entwicklung, die – so kräftezehrend sie auch sein mag – zum Reifeprozess dazugehört.

Wenn du weißt, was sie für dein Kind bedeuten, wird dir der Umgang mit ihnen leichtfallen.

SCHLAFREGRESSIONEN IM **ERSTEN** LEBENSJAHR

Die **4-Monatsregression** zwischen dem 3. und 5. Lebensmonat

* Schlaf wird zyklisch und ähnelt dem eines Erwachsenen (siehe Schlafzyklus, Kapitel 1)
* Deutliche Veränderungen im Schlafverhalten
* Ein Schlafmuster wird erkennbar
* Signifikant mehr Nacht- als Tagschlaf
* Schlafassoziationen können entstehen
* Drei bis vier Tagschläfchen

Die **9-Monatsregression** zwischen dem 8. und 10. Lebensmonat

* Schlafassoziationen können hinzukommen oder sich verstärken
* Häufigeres Aufwachen möglich
* Agil im Bett (vor und während des Schlafens)
* Trennungsängste können auftreten
* Zwei bis drei Tagschläfchen

Die **11-Monatsregression** zwischen dem 10. und 12. Lebensmonat

* Der Schlafbedarf verringert sich häufig vorübergehend um ein bis zwei Stunden
* Ein Tagschlaf kann zeitweise ausfallen, kommt aber meist zurück
* Sehr frühes Aufwachen ist möglich
* Nächtliche Wachphasen können auftreten
* Einschlafdauer eventuell länger
* Ein bis zwei Tagschläfchen

SCHLAFREGRESSIONEN IM **ZWEITEN** LEBENSJAHR

Die **18-Monatsregression** zwischen dem 17. und 19. Lebensmonat

* Der Sinn für Unabhängigkeit steigt
* Neu gefundene Selbstbestimmung kann zu Frust führen
* Spielwunsch kann das Einschlafen erschweren
* Ein bis zwei Tagschläfchen

Die **24-Monatsregression** zwischen dem 20. und 24. Lebensmonat

* Der Mittagsschlaf kann vorübergehend ausfallen, kehrt aber meist zurück und bleibt meist bis zum Alter von drei bis vier Jahren
* Häufigeres Aufwachen in der Nacht
* Große Veränderungen (Töpfchen, Fremdbetreuung, Geburt eines Geschwisterchens, weniger Aufmerksamkeit) können in einer emotionalen Achterbahnfahrt resultieren
* Abendliche Kämpfe, um mehr qualitative Zeit mit den Eltern zu bekommen
* Kein bis ein Tagschläfchen

Die gute Nachricht: Schlafregressionen sind kein Problem, auch wenn dieser Eindruck zunächst entstehen kann. Stattdessen sind sie eine ganz normale Entwicklung.

Mit zunehmendem Alter verändern sich die Schlafbedürfnisse deines Kindes: In der Regel sinkt der Schlafbedarf, wenn auch manchmal nur vorübergehend.

Was viele Eltern als eigentliche Herausforderung erleben, ist die Unplanbarkeit, die diese Phasen mit sich bringt. Während dieser Zeit kann jeder Tag anders sein: mal sind zwei Schläfchen nötig, dann wieder drei. Mal wird um 18 Uhr eingeschlafen, am nächsten Abend erst um 21 Uhr. Mal gibt es nächtliche Wachphasen, oder der Mittagsschlaf fällt komplett aus. Und so weiter.

Erschwerend kommt hinzu, dass Regressionen in der Regel mit Entwicklungsschüben einhergehen. Die kognitive Reife steigt, was dazu führen kann, dass nachts mehr verarbeitet werden muss.

Für dein Kind bedeutet das eine andere Wahrnehmung von sich selbst und seiner Umwelt. Dein Schatz kann auf sein Umfeld plötzlich ganz anders Einfluss nehmen und beginnt seine neuen Fähigkeiten spielerisch kennenzulernen, etwa durch ausgiebiges Rumturnen im Bett. Was im Übrigen vollkommen normal und auch wünschenswert ist, wenngleich dieser Prozess manchmal natürlich anstrengend für dich sein kann.

Gib deinem Kind die Chance, sich spielerisch in seinem Bettchen zu erfahren. Das mag am Anfang vielleicht etwas dauern, aber nach ein paar Tagen ist die Turnerei nicht mehr so spannend und dein Kind wird sich entweder selbst hinlegen oder sich entspannt von dir hinlegen lassen.

Typische Anzeichen einer Schlafregression

* Das Alter deines Kindes (4/9/11/18/24 Monate plus/minus ein bis zwei Monate)
* Längere Einschlafdauer
* Das Einschlafen wird als schwierig oder noch schwieriger empfunden
* Häufigeres nächtliches Aufwachen

* Nächtliche Wachphasen
* Früheres morgendliches Aufwachen
* Dein Kind braucht mal mehr und mal weniger Schlaf, um ausgeruht zu sein
* Eines der Tagschläfchen entfällt plötzlich oder schrittweise
* Der Schlaf ist insgesamt unruhiger

Alles kann, nichts muss: Es ist möglich, dass ihr nur eines oder alle dieser Anzeichen erlebt. Manche Kinder durchlaufen diese Entwicklungsschritte auch völlig unbemerkt.

Achtung vor selbst ernannten Experten!

Weil ich weiß, wie viele Eltern sich wegen der Schlafregressionen ihrer Kinder verunsichern lassen, und weil ich die Erfahrung gemacht habe, dass insbesondere dieses Thema zu vollkommen sinnlosen Diskussionen auf diversen Social-Media-Kanälen führt, möchte ich an dieser Stelle ganz klar an deinen gesunden Menschenverstand appellieren: Bitte hinterfrage kritisch, was Hobbyexperten zum Thema Babyschlaf sagen.

Veränderungen im Schlafverhalten beziehungsweise eine rückläufige Entwicklung des Schlaf- und Nahrungsbedarfs sind normal. Ansonsten würde jeder Erwachsene ein bis fünf Tagschläfchen und nachts mehrere Fläschchen Milch benötigen. Ein kleiner, aber sehr entscheidender Unterschied, wie ich finde.

REGRESSIONEN

Regressionen sind weder ein Problem noch ein Rückschritt. Sie sind Zeichen einer natürlichen Weiterentwicklung.

Wie du mit jeder Schlafregression souverän umgehst

Wenn du ein oder mehrere Regressionsanzeichen beobachtest, liegt die Vermutung nahe, dass sich der Schlafbedarf deines Kindes verringert hat. Es befindet sich jetzt in einer von fünf großen Umstellungsphasen.

Die gute Nachricht: Schlafregressionen können auch einfach verlaufen. Und zwar dann, wenn du dich auf die ständigen Veränderungen einstellst und dich entsprechend mitentwickelst.

Bevor du irgendetwas an deinem Schlafangebot änderst, gewinne zuallererst Sicherheit darüber, dass es sich auch wirklich um eine Regression handelt (orientiere dich am Alter deines Kindes und den entsprechenden Plänen aus dem Anhang oder Downloadbereich). Sobald du dir sicher bist, kannst du das Schlafangebot an die veränderten Bedürfnisse deines Schatzes anpassen. Hier hast du unterschiedliche Möglichkeiten.

Allen gemein ist die Reduzierung des Schlafangebots. Anders ausgedrückt: Du bietest weniger Tagschlaf oder weniger Nachtschlaf an. Je nachdem, was dem Bedürfnis deines Kindes am meisten entspricht.

Handlungsmöglichkeiten bei Schlafregressionen – dein Kind ist tagsüber mal müde und mal nicht

Biete 0–1, 1–2, 2–3 oder 3–4 Schläfchen im Wechsel an, je nach Alter und Bedarf deines Kindes. Eine wichtige Orientierung ist der erste Tagschlaf: Klappt dieser gut, biete an diesem Tag die höhere Anzahl an Schläfchen an. Klappt er nicht gut beziehungsweise ist dein Kind zum ersten geplanten Tagschlaf nicht müde, lass diesen ausfallen und greife auf die Variante mit der geringeren Anzahl an Schläfchen zurück. Richte dich bitte immer nach dem Schlafbedarf deines Kindes. Am Anfang der Umstellungsphase kann es sein, dass dein Kind an fünf von sieben Tagen drei Schläfchen macht. Nach drei Wochen reichen an sechs von sieben Tagen vielleicht schon zwei Nickerchen aus.

Die Pläne im Anhang und Downloadbereich bieten dir eine gute Hilfestellung.

Nächtliche Wachphasen

Dein Kind hat nächtliche Wachphasen von mindestens 30 Minuten, in denen es ausgeruht wirkt, gut drauf ist und die Welt entdecken möchte? Dieses Phänomen ist nicht selten und insbesondere für die 11-Monatsregression sehr typisch, da der Schlafbedarf hier oft vorübergehend sinkt.

* Streiche eines der bestehenden Tagschläfchen (das, von dem du glaubst, dass dein Kind es am wenigsten braucht).
* Kürze eines der bestehenden Tagschläfchen durch Wecken (das, bei dem es deinem Kind am meisten entgegenkommt).
* Bringe deine Maus abends 30 bis 60 Minuten später zu Bett. Ganz nach Bedarf.

Welcher Weg für euch der richtige ist, entscheidest du. Je nachdem, was euch am passendsten erscheint. Hier gibt es keine Universallösung für alle Kinder.

Catnap

Du hast am entsprechenden Tag bereits einen Tagschlaf gestrichen, merkst aber dann am (späteren) Nachmittag, dass dein Kind es nicht bis zum geplanten Abend- beziehungsweise Nachtschlaf schafft. Baue ein kurzes Schläfchen ein. Ein sogenanntes Catnap.

DREI MÖGLICHKEITEN, MIT DEM CATNAP UMZUGEHEN

* Dein Schatz wacht von selbst nach 20 bis 30 Minuten auf: Biete den Abendschlaf zur gewohnten Zeit an.
* Dein Kind schläft deutlich länger als 30 Minuten: Beobachte dein Kind abends aufmerksam und verschiebe den Abendschlaf bei Bedarf etwas nach hinten.
* Dein Kind würde länger schlafen, du weckst es aber nach 30 Minuten: Biete den Abendschlaf wie gewohnt an, außer du hast das sichere Gefühl, dass dein Kind noch nicht müde genug ist. In diesem Fall biete den Abendschlaf etwas später an.

Ein Catnap ist ein kurzes Tagschläfchen von 20 bis maximal 30 Minuten, das du bewusst anbietest. Es hilft deinem Kind insbesondere während Schlafregressionen dabei, die Umstellungsphase von vier auf drei, von drei auf zwei oder von zwei auf einen Tagschlaf möglichst ausgeruht zu meistern.

Wie du siehst, hast du sehr viele unterschiedliche Möglichkeiten, mit diesen Umstellungsphasen umzugehen. Versuche einfach, ihnen innerlich möglichst gelassen zu begegnen und behalte immer im Hinterkopf, dass jede Regression am Ende des Tages ein ganz natürlicher Prozess ist, der zur Weiterentwicklung deines Kindes dazugehört.

Und wenn du mal einen Tag hast, an dem du nicht weiterweißt oder dich überfordert fühlst, denk immer daran, dass morgen wieder ein neuer Tag kommt, an dem die Welt schon wieder ganz anders aussehen kann. Vielleicht hilft dir auch das Wissen, dass die meisten dieser Umstellungsphasen in der Regel nach drei bis sechs Wochen vorbei sind. Danach ist der Schlafbedarf deines Kindes (vorerst) wieder eindeutig und das Schlafthema leichter.

Falls du dich damit im Moment noch ein bisschen überfordert fühlst, ist das kein Problem. Schließlich hat unsere gemeinsame Reise gerade erst begonnen.

Jetzt kommt mein Lieblingsteil. Der Schlafzyklus.

8. Der Schlafzyklus – der wahrscheinlich wichtigste Aspekt überhaupt

Die meisten Ein- und Durchschlafschwierigkeiten entstehen nicht innerhalb der ersten drei bis vier Lebensmonate, sondern genau danach in der 16. bis 18. Lebenswoche. In diesem Zeitfenster erleben Kinder ihre erste Schlafregression, durch die sie an kognitiver Reife gewinnen und zyklisch zu schlafen beginnen. Ähnlich wie wir Erwachsenen.

MEINE BITTE AN DICH:

Sollten dich der Schlafentzug oder die Stilldemenz gerade ganz fest im Griff haben und dein Auffassungsvermögen stark beeinträchtigen, kanalisiere bitte jetzt all deine Konzentration. Denn das folgende Kapitel über den Schlafzyklus und dessen Konsequenzen für dein Kind sind unfassbar wichtig. Wenn du dir aktuell also nur einen Aspekt des gesamten Buchs merken kannst, dann sollte es dieser hier sein.

Wenn du die Theorie hinter dem Schlafzyklus sowohl inhaltlich als auch emotional verstehst, wird dir klar sein, warum du deinem Kind einen enorm großen Gefallen tust, wenn du ihm die Chance gibst, altersentsprechend durchzuschlafen. Und nur du kannst ihm dabei helfen.

SCHLAFZYKLUS EINES BABYS

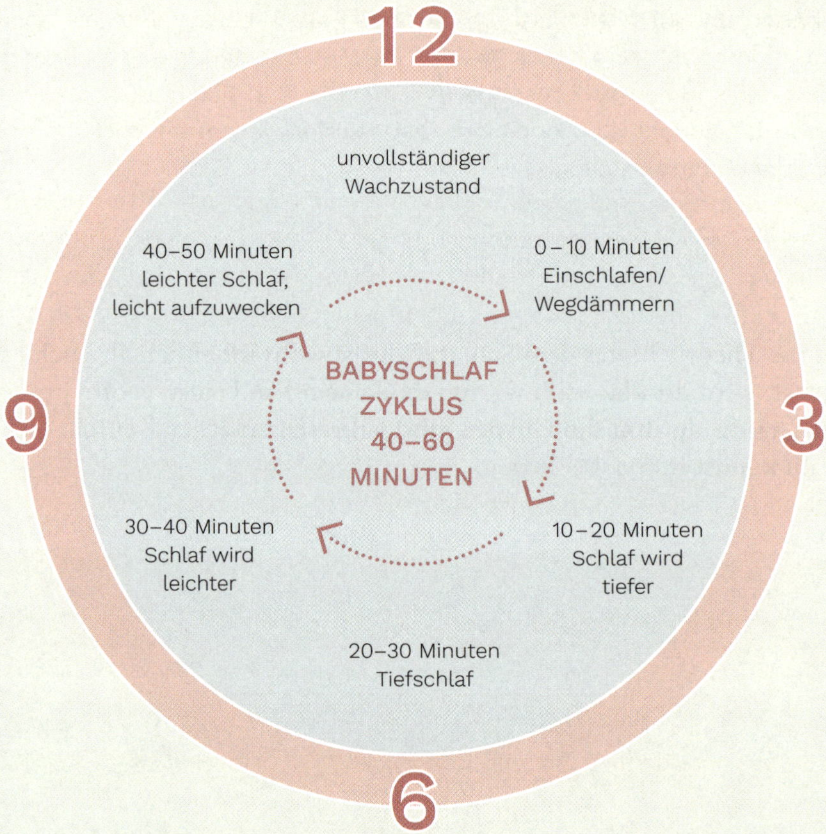

Zyklisch schlafen

Auf der Grafik siehst du den Schlafzyklus eines Babys beziehungsweise Kleinkindes. Die Dauer der jeweiligen Zyklen beginnt bei ca. 30 bis 40 Minuten (in der Regel ab der 16. bis 18. Lebenswoche) und steigt mit zunehmendem Alter an.

Wie lange die Schlafzyklen deines Kindes sind, wirst du am Protokoll ablesen können, das du gerade führst. Viel wichtiger als die Frage nach der Dauer ist allerdings die Frage, ob dein Kind bereits in der Lage ist, die unterschiedlichen Schlafzyklen miteinander zu verbinden. Und da wird's spannend.

Wenn du diesen Schlafzyklus im Uhrzeigersinn verfolgst und ihn wie eine Uhr betrachtest, wirst du feststellen, dass sich dein Kind von 12 bis 14 Uhr in einem Dämmerzustand befindet. Das ist der Zeitraum, in dem es superleicht vom Einschlafen abgehalten werden kann. Schon das leiseste Geräusch kann dazu führen, dass das mit dem Einschlafen erst mal gelaufen ist oder wieder von vorn anfängt.

Nach diesem Dämmerzustand gleitet dein Kind in einen Leichtschlaf, um schließlich im Tiefschlaf auf 18 Uhr zu landen. Während dieser Tiefschlafphase, die recht kurz andauert, kannst du dein Kind wahrscheinlich problemlos vom Auto ins Bettchen verlagern oder dich aus dem Zimmer schleichen, ohne dass es aufwacht.

Danach nicht mehr. Denn schon kurz nach der Tiefschlafphase wird der Schlaf schon wieder leichter, bis dein Kind schließlich einen kompletten Schlafzyklus vollendet hat und wieder unvollständig oder sogar vollständig erwacht. Schlafforscher nennen das den unvollständigen Wachzustand.

Unvollständiges Erwachen – was bedeutet das?

Stell dir vor, du hast sensationell geschlafen. Also damals vor der Geburt deines Kindes. Du sagst zu deinem Partner, dass du wunderbar ausgeruht bist, weil du die ganze Nacht durchgeschlafen hast.

Dann ist es genau genommen so, dass du gar nicht durchgeschlafen hast, denn du hast die ganze Nacht einen Schlafzyklus nach dem anderen durchlaufen, während du mehrfach unvollständig wach geworden bist. Du hast es nur nicht mitbekommen, weil es eben unvollständig war. Das heißt, dass du den Übergang von einem Schlafzyklus in den nächsten mit Leichtigkeit geschafft hast, da es keinen Grund gab, vollständig zu erwachen.

INNERER NACHTWÄCHTER

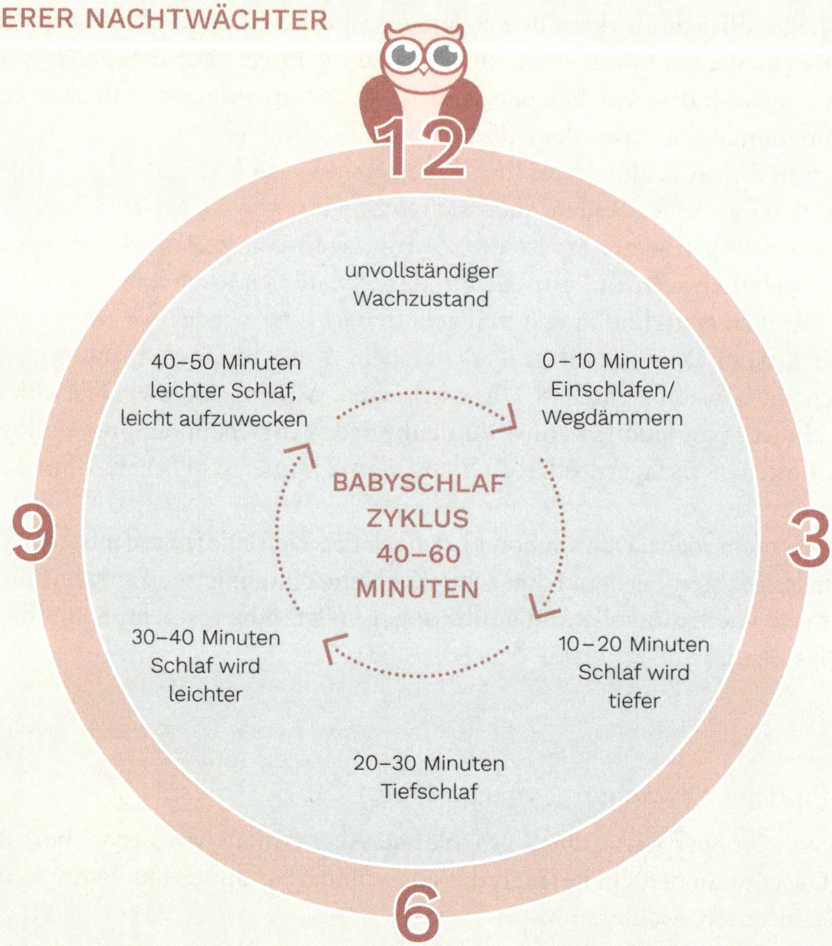

Manche Experten vermuten, dass dieses unvollständige Erwachen evolutionsbedingt ist und uns schützen soll. Denn da oben auf 12 Uhr, beim unvollständigen Wachzustand, sitzt unser kleiner »innerer Nachtwächter«. Seine Aufgabe besteht darin, auf uns aufzupassen.

Lass mich dich an diesem Punkt auf eine kleine Reise in die Vergangenheit mitnehmen. Stell dir vor, du befindest dich in einer Zeit, in der es noch Säbelzahntiger gibt. Du schläfst gemütlich unter einem Baum, als dich auf einmal ein seltsames Gefühl ergreift. Dir wird bewusst, dass etwas nicht stimmt. Etwas ist anders, als es sein sollte.

Dein innerer Nachtwächter versetzt dich in Alarmbereitschaft. Er hat während deines Schlafs etwas Bedrohliches wahrgenommen. Sofort werden deine Sinne geschärft, und du überprüfst, ob es nur der Wind war oder eine ernst zu nehmende Bedrohung.

Anders als noch eine Stunde zuvor bist du dir jetzt sicher, dass es nicht der Wind ist, sondern ein seltsames Schnaufen, das deinen Nachtwächter in Aufregung versetzt. Das Schnaufen eines Säbelzahntigers, das weißt du plötzlich intuitiv. Sofort bist du hellwach. Adrenalin schießt durch deinen Körper. Du bist kampfbereit und in der Lage, das Raubtier abzuwehren, in die Höhle zu flüchten oder auf einen Baum zu springen. Ganz egal. Du bist bereit, dein Leben zu retten. Dank deines kleinen Helfers, der dich zwischen den unterschiedlichen Schlafzyklen, also während des unvollständigen Wachzustands, gewarnt hat.

Auch wenn es heute keine Säbelzahntiger mehr gibt, ist dieses unvollständige Erwachen auch in unserer Zeit noch sinnvoll. Falls nachts irgendetwas mit deinem Kind ist, ein komisches Atmen, ein seltsames Husten oder ein anderes alarmierendes Geräusch, wirst du sofort hellwach und in der Lage sein zu reagieren.

Übrigens wachen Männer erfahrungsgemäß eher bei anderen Geräuschen auf als Frauen. Das kann beispielsweise ein verdächtiges Scharren und Kratzen an der Tür sein. Wahrscheinlich weil die Natur ihnen eine andere Rolle im Familienkonstrukt gibt.

Innerer Nachtwächter – Fluch und Segen

Wie du gesehen hast, besteht die Hauptaufgabe unseres kleinen Nachtwächters darin, uns vor Gefahren zu warnen und uns im Schlaf zu schützen. Wie kann es also sein, dass aus diesem wunderbaren eingebauten Schutzmechanismus ein Dilemma wird?

Um dir diese Frage beantworten zu können, lade ich dich zu einer weiteren Gedankenreise ein: Stell dir vor, du liegst in deinem Bett. Ganz gemütlich. Warm eingekuschelt in deiner Bettdecke. Du dämmerst langsam weg und gleitest in einen wohligen Schlaf. Auf einmal fröstelt dich und du öffnest deine Augen. Etwas stimmt nicht. Ganz und gar nicht. Du stellst fest, dass deine Bettdecke und auch dein Kopfkissen weg sind. Was allerdings noch viel beängstigender ist: Du liegst auf dem Sofa. Nicht mehr in deinem Bett. Wie bist du dorthin gekommen? Wo sind deine Decke und dein Kissen? Was ist passiert?

Was macht die erschreckende Erkenntnis mit dir, dass alles anders ist als noch vor ein paar Stunden? Wie fühlst du dich in diesem Moment?

Dein Nachtwächter hat dich alarmiert, dass deine Situation grundlegend anders ist als beim Einschlafen.

Du weißt, dass dein Mann dich nicht auf das Sofa getragen hat. Und du bist dir auch sicher, dass er dir nicht deine Decke und dein Kissen weggenommen hat.

Wahrscheinlich bekommst du Angst. Vielleicht sogar Panik? Zumindest verspürst du ein starkes Unwohlsein. Die Tatsache, dass der Ort deines Einschlafens nicht mit dem des Aufwachens übereinstimmt, erschüttert dich. Wärst du nicht erwachsen, sondern ein Baby oder Kleinkind, würdest du jetzt vermutlich wimmern oder weinen.

Was bedeutet das für dein Kind?

Was meinst du, wie sich dein Kind fühlt, wenn es unvollständig erwacht und auf einmal feststellen muss, dass es sich plötzlich in einer anderen Situation befindet? Eben lag es noch gemütlich in der Trage, Wippe oder an der Brust, und jetzt ist auf einmal alles anders. Bekommt dein Schatz vielleicht ebenso wie du Angst oder Panik?

Natürlich hat auch dein Kind einen inneren Nachtwächter, der nach dem Rechten sieht. Eine Aufgabe, der er sehr gewissenhaft nachgeht. Er stellt fest, dass sich die Einschlafsituation in der Zwischenzeit gravierend verändert hat und nutzt den unvollständigen Wachzustand, um Alarm zu schlagen. Dein Kind spürt, dass etwas nicht stimmt. Es fühlt sich nicht mehr sicher und fängt an zu wimmern oder zu weinen.

Jetzt braucht dein Kind schnell Hilfe. Ohne sie schafft es den Übergang in den nächsten Schlafzyklus nicht. Bildlich gesprochen braucht es in dieser Situation jemanden, der es in den nächsten Schlafzyklus hinüberträgt: durch Trinken an Brust oder Flasche, durch Tragen oder Streicheln, durch Singen oder Summen. Die Möglichkeiten sind vielzählig. Ich habe hier nur ein paar der häufigsten Beispiele aus der Schlafcoaching-Praxis genannt. Wenn allerdings keine schnelle Hilfestellung kommt, wird dein Kind aufwachen – wahrscheinlich weinend.

Wichtiger Erkenntnisgewinn

Dein Kind wird entspannt ein- und altersentsprechend durchschlafen können, sobald du ihm die Chance gibst, genauso unvollständig zu erwachen, wie es eingeschlafen ist. Das bedeutet, dass der innere Nachtwächter deines Kindes nach jedem vollendeten Schlafzyklus die gleiche Situation vorfinden muss wie beim Wegdämmern in den Schlaf.

Klingt schwierig? Ist aber recht einfach. Vorausgesetzt man weiß wie.

DREI UNTERSCHIEDLICHE LÖSUNGSANSÄTZE

Damit du deinem Kind helfen kannst, alterstentsprechend durchzuschlafen, möchte ich dir drei Lösungswege vorstellen:

* Du hilfst deinem Kind, indem du sicherstellst, dass jede Aufwachsituation (egal, ob vollständig oder unvollständig) exakt der Einschlafsituation entspricht und dass sich nichts verändert hat.
* Alternativ leistest du beim unvollständigen Erwachen sofortige Hilfestellung zum Weiterschlafen.
* Oder du unterstützt dein Kind auf sanfte Art und Weise, sodass es entspannt lernen kann, den Übergang von einem Schlafzyklus in den nächsten eigenständig (mit oder ohne deine Anwesenheit) zu meistern – ganz ohne deine aktive Hilfestellung. So wird es dazu in der Lage sein, sich jederzeit genau die Menge an Schlaf zu nehmen, die es für seine gesunde Entwicklung braucht.

In meiner langjährigen Arbeit mit zahlreichen Familien habe ich gelernt, dass nur die dritte Variante wirklich sinnvoll ist. Auch oder gerade, weil sie auf den ersten Blick besonders herausfordernd wirken mag.

Dabei ist es tatsächlich einfacher als du denkst, weil du dein Kind in jeder Phase des Lernprozesses sanft begleitest. Schritt für Schritt. So kann dein Schatz mit liebevoller Unterstützung und in seinem eigenen Tempo lernen, auch ohne aktive Hilfestellung in den Schlaf zu finden.

Kein Grund zur Panik

Falls dich gerade Angst, Unsicherheit oder vielleicht sogar Panik überfallen sollte, möchte ich dich bitten, die Sache positiv zu sehen. Eine gewisse Anspannung an dieser Stelle ist vollkommen normal. Die meisten Eltern fühlen sich in irgendeiner Form hilflos, sobald sie erkennen, dass ihre aktuellen Einschlafhilfen perspektivisch betrachtet keine dauerhaft gute Lösung sind. Das gehört zur Veränderung dazu.

Die gute Nachricht lautet: Bisher haben es alle geschafft, die wirklich bereit waren, etwas zu verändern. Bevor wir aber deinen Weg erarbeiten, möchte ich dir genau veranschaulichen, warum es für dein Kind wichtig ist, so aufzuwachen, wie es eingeschlafen ist. An dieser Stelle spielen nämlich die sogenannten Schlafassoziationen eine entscheidende Rolle.

9. Schlafassoziationen – der magische Schlüssel zum Erfolg

Kommen wir nun zu einem meiner Lieblingsthemen. Schlafassoziationen können Fluch und Segen, positiv oder negativ zugleich sein. Sie können deinem Sonnenschein helfen oder ihm, und somit auch dir, das Leben schwer machen. Was alles genau zu einer Schlafassoziation führen kann, und warum es für dich wichtig ist, jede einzelne von ihnen zu erkennen, möchte ich nun mit dir besprechen.

Eine Schlafassoziation entsteht, wenn dein Kind eine bestimmte Hilfe mit dem Einschlafen in Verbindung bringt. Also immer dann, wenn dein Schatz glaubt, Einschlafhilfe XY zu brauchen, um in den Schlaf zu finden.

Zwei Arten von Schlafassoziationen:

* Positive Schlafassoziationen: Sie haben keine negativen Auswirkungen auf das Schlafverhalten. Das kann zum Beispiel der Schnuller, das Kuscheltier oder eine Fahrt im Kinderwagen sein. Ärgerlicherweise können auch positive Assoziationen mit jeder kognitiven Weiterentwicklung zu einer negativen Assoziation werden.
* Negative Schlafassoziationen: Sie führen dazu, dass dein Kind überdurchschnittlich häufig oder frühzeitig wach wird und nur mit erneuter Hilfe wieder in den Schlaf finden kann.

Glücklicherweise wird nicht jede Einschlafhilfe automatisch zu einer Schlafassoziation, und nicht jede Schlafassoziation automatisch zu einem Problem.

Dennoch muss ich leider sagen: Bei allen Familien, die mein Team und ich in den vergangenen Jahren begleiten durften, waren immer eine oder mehrere Einschlafhilfen für ein überdurchschnittlich häufiges Aufwachen der Kinder verantwortlich.

Erkennungsmerkmale von Schlafassoziationen

Dein Kind

* wacht tagsüber häufig nach 35 bis 50 Minuten auf und ist bis zum nächsten Schlaf unausgeglichen und müde;
* weint, wenn du es ohne eine bewährte Einschlafhilfe ins Bett legen möchtest;
* wacht nachts häufig und oft weinend auf und kann nur mit Hilfestellung wieder in den Schlaf finden.

Kommt dir mindestens einer dieser Punkte bekannt vor? Wahrscheinlich ja. Wie du in der Grafik siehst, hängt das alles miteinander zusammen.

Jede Einschlafhilfe kann zu einer Schlafassoziation führen und den abgebildeten Kreislauf in Gang setzen. Glücklicherweise lässt sich jede Schlafassoziation auch wieder lösen, wenn du weißt, welche Einschlafhilfen ihr zugrunde liegen. Oft sind es nämlich mehrere.

NÄCHTLICHES ERWACHEN

EINSCHLAFHILFE(N)

▼

SCHLAFASSOZIATION(EN)

▼

ALARM DURCH DEN INNEREN NACHTWÄCHTER

▼

UNVOLLSTÄNDIGES/VOLLSTÄNDIGES AUFWACHEN ZWISCHEN DEN SCHLAFZYKLEN

10. Einschlafhilfen – Fluch oder Segen?

Einschlafhilfen sind all die Dinge, die deinem Kind helfen, in den Schlaf zu finden. Wie zum Beispiel Stillen, Flasche, Hüpfball, Tragen und vieles mehr. Sie sprechen unterschiedliche Sinne an und sind emotional unterschiedlich stark verknüpft.

SINNESFIGUR – EIGENE DARSTELLUNG NACH VAKOG®

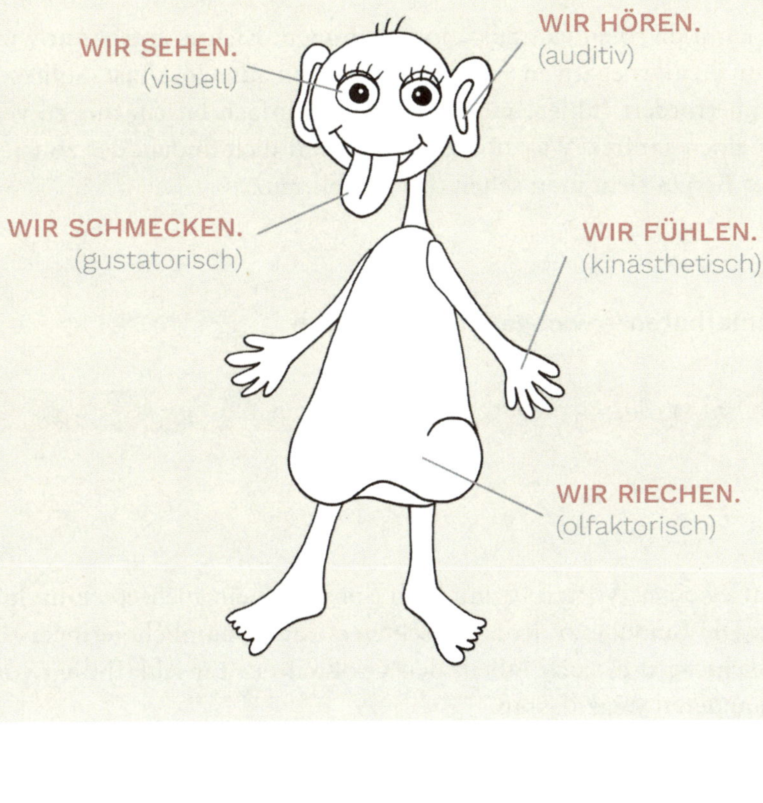
WIR SEHEN.
(visuell)
WIR HÖREN.
(auditiv)
WIR SCHMECKEN.
(gustatorisch)
WIR FÜHLEN.
(kinästhetisch)
WIR RIECHEN.
(olfaktorisch)

Je stärker die emotionale Abhängigkeit von einer Einschlafhilfe ist, desto eher entsteht eine negative Schlafassoziation. Diese wiederum führt dazu, dass sich dein Kind mit dem Schlafen so schwertut. Das muss glücklicherweise nicht so bleiben.

Sobald du erkannt hast, welche der angebotenen Einschlafhilfen die Wurzel eurer Herausforderung ist, wirst du eindeutig wissen, an welcher Stelle du ansetzen kannst.

Wichtigste Grundvoraussetzung ist allerdings, dass du jede Einschlafsituation berücksichtigst und absolut jede Schlafassoziation entlarvst:

* bei jedem Einschlafen am Tag
* bei jedem Einschlafen am Abend
* bei jedem Wiedereinschlafen in der Nacht

Tatsächlich kann da so einiges zusammenkommen. Richtig entspannt wird es leider erst, wenn du alle negativen Schlafassoziationen aufgelöst hast. Solltest du dich jetzt etwas überfordert fühlen, möchte ich dich einfach bitten, mir zu vertrauen. Wir werden einen sanften Weg für dein Kind und dich finden, der zu euch passt. Am Fuße des Berges sieht man selten das Gipfelkreuz.

Viele Einschlafhilfen – wenige Einschlafhilfen

GENERELL GILT BEI EINSCHLAFHILFEN:

Weniger ist mehr!

Dennoch hat es einen Vorteil, wenn dein Sonnenschein mehrere Einschlafhilfen gewohnt ist. Die Bindung zu jeder einzelnen ist dann nämlich geringer. Dementsprechend leicht wird es euch fallen, den Großteil der Einschlafhilfen von einem Tag auf den anderen wegzulassen.

Falls du möchtest, stell dir doch mal folgende Frage: Welche unserer Einschlafhilfen bedeutet meinem Kind wirklich viel? Welche Einschlafhilfe bedeutet mir selbst viel? Und auf welche Einschlafhilfe können wir ab heute verzichten? Wenn du dich traust, lass doch einfach mal die Luft aus dem Hüpfball und pack ihn in die hinterste Ecke des Kellers. Oder schicke die Spieluhr in einen langen Urlaub. Vielleicht besserst du auch eure Haushaltskasse auf, indem du die eine oder andere teure Einschlafhilfe verkaufst.

Sollte dein Kind nur eine einzige Einschlafhilfe gewohnt sein (vielleicht das Einschlafstillen), hat das einen anderen Vorteil: Vor euch liegen weniger Schritte bis zum Ziel.

Beide Ausgangssituationen haben ihre Vorzüge. Mir ist es wichtig, dass du euer Schlafprojekt möglichst gelassen angehst. Dass du voll Vorfreude nach vorn blickst. Dass du dich darauf freust, euren unkomplizierten Schlaf bald in vollen Zügen mit deinem Kind zu genießen. Es ist mir ein Anliegen, dass du dein Ziel klar vor Augen hast und dabei verinnerlichst, wie wichtig dieses Projekt vor allem für dein Kind ist.

Das Schöne an Kindern ist, dass sie unfassbar schnell lernen. Weil sie jeden Tag so viel Neues aufnehmen, sind sie geübt im Lernen und deutlich schneller darin als wir Erwachsenen. Meist bestehen die Blockaden nur in unseren Erwachsenenköpfen.

Traut euch die Veränderung einfach zu!

Liebevolle Konsequenz als Schlüssel zum Erfolg

Egal, ob du eine Einschlafhilfe jetzt oder später angehst, sei unbedingt konsequent! Das bedeutet in diesem Zusammenhang übrigens nicht, dass du deinem Kind gegenüber hart sein sollst, sondern dass du innerlich klar bist. Unterstütze und begleite dein Kind im Lernprozess mit liebevoller Konsequenz.

Gib ihm über mehrere Tage hinweg die Chance, eine neue Lernerfahrung zu machen, die ihm dabei hilft, altersentsprechend durchzuschlafen und sein Urvertrauen zu stärken. Nur du kannst das! Es lohnt sich. Denn bei liebevoller Konsequenz wirst du nach ungefähr drei bis fünf Tagen signifikante Erfolge sehen.

Jede Inkonsequenz würde den Prozess erschweren und bei deinem Kind für Irritation sorgen, da es deine Unentschlossenheit auf emotionaler Ebene nicht verstehen könnte.

Vielleicht geht es dir ähnlich wie Simone (34). Ihr Sohn Noah schlief vormittags im Kinderwagen, mittags im Elternbett, während Simone neben ihm lag, und abends wurde Noah in sein Bettchen gelegt, nachdem er an Simones Brust eingeschlafen war. Nachts wachte Noah (14 Monate) durchschnittlich fünfmal auf und konnte nur an der Brust seiner Mama oder auf dem Arm seines Papas wieder in den Schlaf finden.

Nachdem Noah mit der liebevollen Hilfe seiner Mama gelernt hatte, in seinem Bettchen im Elternschlafzimmer einzuschlafen, konnte Noah innerhalb von nur drei Tagen durchschlafen. Seitdem ist Noah ein noch fröhlicheres Kind als zuvor. Und Simone ist überglücklich und freut sich jeden Abend über die wiedergewonnene Zeit mit ihrem Mann.

Altersentsprechend durchschlafen – so klappt's

Was für Noah und seine Mama funktioniert hat, wird bei euch ebenso erfolgreich sein. Auch dein Kind wird schon bald entspannt ein- und altersentsprechend durchschlafen können – ab dem Zeitpunkt, da sich alle negativen Schlafassoziationen aufgelöst haben.

Warum ich mir da so sicher bin? Weil ich weiß, dass absolut alle gesunden Kinder gut, sicher und glücklich schlafen können. Die einzige Voraussetzung hierfür ist die Lernbereitschaft ihrer Eltern. Die kleinen Mäuse lernen nämlich erstaunlich leicht.

11. Die Komfortzone – wie Lernen einfach wird

Mit dem Modell der Komfortzone möchte ich dir die Angst nehmen und dir Zuversicht schenken. Mit anderen Worten: Ich möchte dir Mut machen und dir das Gefühl der Sicherheit vermitteln, dass auch dein Kind lernen wird, Schlafen als etwas Schönes, Natürliches und Einfaches wahrzunehmen. Ich möchte dir einen neuen Blickwinkel schenken, der es dir erlaubt, deine gesteckten Ziele gleichzeitig klar vor Augen zu sehen und als machbar einzuschätzen.

MODELL DER KOMFORTZONE

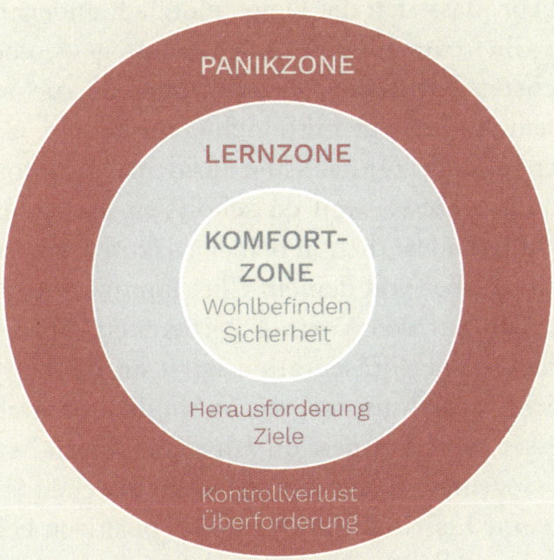

Jeder Mensch kann absolut alles lernen, wenn nur die Grundvoraussetzungen dafür gegeben sind. In unserem Fall sind das die Gesundheit deines Kindes, deine Veränderungsbereitschaft und ein bisschen Übung. Nicht mehr und nicht weniger.

Vielleicht kennst du das Modell der Komfortzone schon aus dem beruflichen Kontext. Ganz unabhängig von deinem Vorwissen möchte ich dich an dieser Stelle zu einer Gedankenreise einladen.

Komfortzone

Stell dir vor, dass alles wie immer ist. Dein Partner geht seiner gewohnten Arbeit nach, und auch du gestaltest deinen Tagesablauf wie gewohnt. Alles ist so, wie du es kennst und magst. Deine Tage und Wochen sind einigermaßen vorhersehbar. Du fühlst dich sicher und geborgen. Du befindest dich in deiner Komfortzone.

Lernzone

Nun stell dir vor, dass sich die Dinge plötzlich ändern: Du gehst (wieder) zur Arbeit und dein Chef tritt mit einer noch nie da gewesenen Bitte an dich heran. Du sollst am nächsten Tag einen Vortrag vor über 100 Menschen halten. Über ein Thema, bei dem du dich nur mittelmäßig auskennst. Gut möglich, dass dich diese Bitte von einer Sekunde zur nächsten aus deiner Komfortzone reißt: Du fühlst dich angespannt und gestresst, weil du schon seit längerem keinen Vortrag mehr gehalten hast. Du befindest dich in deiner Diskomfortzone, auch Lernzone genannt.

Weil die Bitte aber von deinem Chef kommt, wirst du sie ihm nicht ausschlagen, sondern dich auf den Vortrag vorbereiten, üben und ihn am nächsten Tag halten. Im Laufe deiner Präsentation wirst du die befreiende Erfahrung machen, dass es gar nicht so schlimm ist, wie anfänglich befürchtet. Du hast weder deinen Namen vergessen noch wurdest du mit faulen Eiern beworfen.

Ganz im Gegenteil: Es hat dir sogar ein bisschen Spaß gemacht und dein Chef lobt dich für deine Leistung. Aufgrund des positiven Feedbacks darfst du den Vortrag gleich noch mal halten. Und danach gleich ein weiteres Mal. Mit jeder zusätzlichen Erfahrung verringert sich deine Aufregung, während du an Sicherheit und Souveränität gewinnst. Schon bald ist dieser neue Aspekt deines Jobs zur Routine geworden und du fühlst dich wohl damit. Was vor ein paar Wochen noch undenkbar und Teil deiner Diskomfortzone (Lernzone) war, ist jetzt Bestandteil deiner Komfortzone.

Panikzone

Nun stell dir abschließend vor, der bloße Gedanke an eine bestimmte Tätigkeit versetzt dich in Panik. Ich beispielsweise leide unter extremer Höhenangst.

Würde ich eine Wette verlieren und müsste auf einen zehn Meter hohen Sprungturm steigen, verfiele ich in blanke Panik. Falls ich es überhaupt darauf schaffen würde, was ich stark bezweifle, würde ich mich spätestens oben am Turm festkrallen und nach der Feuerwehr wimmern, damit sie mich mit ihrer Leiter retten kommt. Ich wäre weit außerhalb meiner Komfort- oder Lernzone mitten in meiner Panikzone gefangen. Leider weiß ich das recht genau, weil ich eine ähnliche Erfahrung mal im Hochseilgarten machen musste.

Nähme mich im Schwimmbad aber der nette Bademeister an die Hand, um mit mir zu üben, sähe die Sache anders aus. Nach ein paar Tagen auf dem Einmeterbrett würde ich mich aufs Zweimeterbrett trauen. Bereits nach ein paar Tagen wäre ich bereit, das Dreimeterbrett zu erklimmen – und so weiter. Irgendwann im Laufe dieses Prozesses wäre ich dann in der Lage, vom Zehnmeterturm zu springen. Unabhängig davon, ob dieser Lernprozess eher ein paar Tage oder ein paar Wochen dauert, ist eine Sache sicher: Auch ich wäre trotz meiner massiven Höhenangst schließlich irgendwann dazu fähig, vom Zehnmeterturm zu springen.

Daher meine Frage: Kannst du dir jetzt vorstellen, dass auch dein Kind lernen wird, entspannt ein- und altersentsprechend durchzuschlafen, sofern die Lernschritte individuell auf euch zugeschnitten sind?

12. Schlafhygiene – 13 Faktoren, die euch das Leben leichter machen

Hygienefaktoren haben tatsächlich nichts damit zu tun, wie oft du deinen Schatz badest oder wie häufig du die Bettwäsche wechselst. Hygienefaktoren sind Punkte, die – wenn du sie berücksichtigst – das liebe Schlafen problemloser gestalten. Und das ist ja unser Ziel: Schlafen soll möglichst unkompliziert sein und auch bleiben.

Lass uns also überprüfen, welche Hygienefaktoren bei euch entweder schon eine Rolle spielen oder in Zukunft wichtig werden könnten. Denn auch wenn dich heute nur wenige Punkte betreffen, werden sie irgendwann alle relevant.

1. Regelmäßige Schlafangebote

Damit dein Kind zügig in den Schlaf finden kann, ist ein Schlafangebot zum richtigen Zeitpunkt wichtig. Regelmäßige Schlafenszeiten helfen deinem Kind, seine innere Uhr darauf einzustellen.

2. Zeitlicher Abstand zwischen Abendessen und Schlafenszeit

Viele Kinder, die bereits feste Nahrung zu sich nehmen, profitieren davon, wenn ein zeitlicher Abstand von etwa 30 bis 60 Minuten zwischen dem Abendessen und dem Einschlafen liegt. Der Verdauungsprozess kann das Einschlafen erschweren.

3. Zeitlicher Abstand zwischen Stillen/Fläschchen und Einschlafen

Um Schlafassoziationen zu lösen oder gar nicht erst entstehen zu lassen, ist es wichtig, einen Abstand zwischen Stillen/Flasche und dem Einschlafen zu schaffen. Für die meisten Kinder sind drei bis zehn Minuten vollkommen ausreichend. Nur wenige Kinder benötigen einen etwas längeren Abstand, um Schlafassoziationen zu lösen. Wichtig: Diese Hygieneregel gilt nur für Kinder ab dem fünften Lebensmonat.

4. Ungeplante Powernaps vermeiden

Ein ungeplantes Nickerchen im Auto oder Kinderwagen kann dein Kind am Nachmittag wieder topfit machen. Wenn das für dich ok ist und du die Müdigkeitsanzeichen deines Kindes gut deuten kannst, ist das absolut in Ordnung. Falls nicht, solltest du solche ungeplanten Powernaps deines Kindes am späten Nachmittag vermeiden.

5. Der richtige Zeitpunkt für das Schlafangebot

Wann und wie oft du deinem Kind ein Schlafangebot machst, sind die entscheidenden Einflussfaktoren für eine kurze Latenz (Einschlafdauer). Mehr Informationen hierzu erwarten dich in den Folgekapiteln.

6. Flexibilität ist das A und O

An Tagen, an denen dein Kind beispielsweise einen ungeplanten Powernap gemacht hat, bietet es sich an, die Zielschlafenszeit nach hinten zu verschieben. Ansonsten stehen euch womöglich ein bis zwei Stunden Einschlafdauer bevor, weil dein Kind einfach nicht müde genug ist.

7. Einladende Schlafumgebung

Ich empfehle dir, die Schlafumgebung möglichst reizarm und liebevoll zu gestalten. Für dein Kind ist es einfacher, wenn es sein Bettchen ausschließlich mit dem Schlafen in Verbindung bringt und nicht als Platz zum Spielen, beispielsweise als Laufstallersatz, wahrnimmt.

8. Dunkle Schlafumgebung

In einer dunklen oder abgedunkelten Schlafumgebung fällt deinem Kind das Einschlafen leichter. Das Schlafhormon Melatonin wird nämlich ausgeschüttet, sobald es dunkel ist. Diese Empfehlung gilt auch für den Tagschlaf. Der Gebrauch eines Nachtlichts ist bei Bedarf natürlich in Ordnung.

9. Blaues Licht vermeiden

Durch das blaue Licht, das Elektrogeräten wie TV, Handy oder Tablet ausstrahlen, kann der Körper deines Kindes schwieriger Melatonin bilden. Wie sensibel ein Kind auf dieses blaue Licht reagiert, ist individuell sehr unterschiedlich. Ein zeitlicher Abstand von ein bis zwei Stunden vor der Schlafenszeit ist empfehlenswert.

10. Harmonie am Abend

Versuche die Stunde vor dem Zubettgehen möglichst friedlich zu gestalten. Ich weiß, dass insbesondere andauernde schwierige Nächte zu einem dünnen Nervenkostüm führen können. Sei dir einfach bewusst, dass dein Kind die angespannte Stimmung seiner Eltern sehr, sehr deutlich wahrnimmt.

11. Übermüdung vermeiden

Wenn dein Kind übermüdet ist, produziert sein Körper das Stresshormon Cortisol, das das Einschlafen um einen bis zwei komplette Schlafzyklen nach hinten verschieben und häufiges oder sehr frühes Aufwachen begünstigen kann.

12. Einschlaf- und Abendrituale

Ein Abendritual ist ein fester Bestandteil des Einschlafprozesses, der dein Kind auf das Einschlafen vorbereitet. Ein runder Abschluss des Tages wie ein Gebet, ein Lied oder eine kleine Geschichte im Bett schaffen eine wohlige Atmosphäre.

13. Abendlichen Ablauf strukturieren

Wenn dein Kind weiß, dass es immer nach dem Abendessen mit seinen Eltern toben darf, bevor es heißt: Schlafsack anziehen, Zähne putzen und Geschichte vorlesen, kann es sich innerlich schon auf den Nachtschlaf einstellen. Ganz im Sinne einer positiven Konditionierung.

Beispiel für eine Abendroutine: Gut möglich, dass du schon eine wunderschöne Abend- und Ablaufroutine hast. Falls nicht, würde ich mich freuen, wenn dir mein Beispiel als Inspiration dient. Natürlich kann deine Routine auch anders aussehen. Wichtig ist lediglich, dass sie zu euch passt und immer ähnlich abläuft, damit sich dein Kind an dieser Struktur orientieren kann.

ABENDROUTINE

1. **Abendessen**
   Ca. 60 Minuten vor der Zielschlafenszeit.
   Möglichst jeden Tag zur selben Zeit.
2. **Spielen**
   Ruhiges und unstrukturiertes Spiel.
   Toben ist ok, solange danach ein ruhiges Spiel folgt.
3. **Waschen und Zähneputzen**
   Jeden Tag. Am gleichen Ort.
   Harmonisch, stressfrei und ruhig gestalten.
4. **Windel/Töpfchen**
   Nur mit einem Elternteil. Nachts nur Stinkewindeln wechseln.
   Gute Windeln halten bis zu 12 Stunden trocken.
5. **Schlafanzug/Schlafsack**
   Nur mit einem Elternteil, das schafft mehr Ruhe.
   Eltern können sich abwechseln.
6. **Gutenachtgeschichte, Lied oder Gebet**
   Kein Handy, Tablet oder TV.
   Blaues Licht erschwert das Einschlafen.
7. **Ab ins Bett**
   Gutenachtkuss und Licht aus.

Eine weitere Empfehlung betrifft die Reihenfolge des Abendessens beziehungsweise der letzten Milch und des Zähneputzens. Wichtig ist nämlich, erst dann die Zähne zu putzen, wenn dein Kind sein Abendessen oder seine Abendmilch bekommen hat.

Klingt trivial? Wird aber in der Praxis oft genau andersherum gemacht. Und falls du jetzt denkst, dass du diesen Ablauf ohnehin längst ändern wolltest, so habe bitte keine Angst davor. Es ist viel leichter, als du im Moment denkst.

Woher ich das weiß? Weil ich es sehr, sehr oft erleben durfte. Dein Kind lernt jeden Tag etwas Neues. Jeden Tag verknüpfen sich neue Synapsen, jeden Tag macht es neue Lernerfahrungen. Da ist ein Wechsel in der bisher bekannten Routine nur ein weiterer neuer Puzzlestein in der täglich wachsenden Welt deines Kindes.

ABENDROUTINE DOWNLOAD:

Hier geht's zur Abendroutine und all den wichtigen Unterlagen, die du dir gern ausdrucken kannst:
https://meinbabyschlafcoaching.de/downloads/

Welche der Hygienefaktoren für dich von größter Bedeutung sind, kann ich dir nicht mit Sicherheit sagen. Was ich allerdings aus Erfahrung weiß:

Es gibt drei Punkte, von denen so gut wie alle Kinder profitieren:

1. der richtige Zeitpunkt für das Schlafangebot
2. ein kleiner Abstand zwischen der letzten Still- beziehungsweise Flaschenmahlzeit und dem Einschlafen (ab dem fünften Lebensmonat)
3. Harmonie am Abend

Wenn du an diesen drei Stellen ansetzt, bist du einen ersten großen Schritt weiter.

Bevor du im nächsten Abschnitt vor allem am richtigen Zeitpunkt für dein Schlafangebot feilen wirst, ist es wichtig, dass du zunächst eure Istsituation genau kennst. Diese Klarheit wird dir später helfen, dein Ziel zu erreichen. Zu diesem Zweck befassen wir uns nun mit der Protokollauswertung.

13. Eure Protokollauswertung

Die Aufgabe des Protokolls besteht darin, dir ein möglichst klares und objektives Bild über eure Situation zu verschaffen. Häufig nämlich weicht unsere eigene Wahrnehmung von der tatsächlichen Realität ab. Anders ausgedrückt: Das, was du wahrnimmst, muss nicht voll und ganz eurer aktuellen Situation entsprechen.

Damit du mithilfe dieses Buches wirklich dein Ziel erreichst, ist es unsagbar wichtig, ein möglichst exaktes Bild eurer derzeitigen Schlafsituation zu bekommen. In diesem Zusammenhang interessieren wir uns vor allem für die Ergebnisse der Protokollauswertung, die es uns in den nächsten Schritten ermöglichen werden, Entspannung in eure Schlafsituation zu bringen.

Drei magische Stellschrauben für entspannten Schlaf

Bestimmt sind dir während deiner Protokollphase ein paar Dinge bewusst geworden, die dir vorher gar nicht aufgefallen sind. Nimm deine Beobachtungen ernst und schenke ab jetzt vor allem folgenden drei Faktoren besondere Aufmerksamkeit:

1. **Die Einschlafdauer** (Latenz), mit der wir uns in Kapitel 2 befassen, damit dein Kind zügig einschlafen kann und sich zu jeder Zeit die Menge an Schlaf nimmt, die es für seine gesunde Entwicklung braucht.
2. **Die Still- und Flaschenmahlzeiten**, die wir (falls nötig und gewünscht) in Kapitel 3 optimieren; natürlich angepasst an das Alter und den Entwicklungsstand deines Kindes.
3. **Die Einschlafhilfen**, die zu Schlafassoziationen geführt haben, werden wir in Kapitel 4 und 5 angehen, damit dein Kind glücklich und mit gestärktem Vertrauen altersentsprechend durchschlafen kann.

Dies sind die wichtigsten drei Punkte, an denen wir auf unserer gemeinsamen Reise ansetzen werden.

Auswertung

Um es dir so einfach wie möglich zu machen, nimm dir bitte jetzt deine Protokolle zur Hand und werte sie entsprechend der unten stehenden Punkte aus – idealerweise schriftlich hier in diesem Buch:

Heutiges Datum: ______________________________

EINSCHLAFDAUER UND WACHZEITEN	
Durchschnittliche Aufwachzeit der letzten drei Tage am Morgen	
Durchschnittliche Häufigkeit nächtlichen Erwachens	
Beginn und Dauer nächtlicher Wachphasen	
1. Tagschlaf, durchschnittliche Einschlafdauer	
2. Tagschlaf, durchschnittliche Einschlafdauer	
3. Tagschlaf, durchschnittliche Einschlafdauer	
4. Tagschlaf, durchschnittliche Einschlafdauer	
Nachtschlaf, durchschnittliche Einschlafdauer	

Glückwunsch zu allen Latenzen, die im Rahmen von null bis zehn Minuten liegen. Alles, was darüber liegt, können wir verkürzen, genauso wie wir nächtliche Wachphasen angehen können, falls du das möchtest.

NÄCHTLICHE STILL- ODER FLASCHENMAHLZEITEN		
Durchschnittliche **nächtliche Trink-Uhrzeit**	**Kind trinkt viel** (mit einem X vermerken)	**Kind trinkt wenig oder nuckelt** (mit einem X vermerken)

Je weiter du mit deinen Einträgen im dunklen Bereich landest, desto mehr positive Veränderungen können wir für dein Kind erzielen. Natürlich immer an das Alter und den Entwicklungsstand deines Kindes angepasst, und auch nur, wenn du etwas an eurer Trinksituation ändern möchtest. Je nachdem, was sich für dich richtig anfühlt.

EINSCHLAFHILFEN			
Art der Einschlafhilfe	Wichtig für dein Kind	Wichtig für dich	Unwichtig für euch beide

Die Einschlafhilfen, die du ganz rechts eingetragen hast, kannst du im Grunde ab heute weglassen. Sie bieten keinem von euch einen Mehrwert und sollten leicht abzuschaffen sein. All das, was nur dir oder überwiegend dir wichtig ist, könntest du ebenfalls ab heute weglassen. Es wird deinem Kind leichtfallen, darauf zu verzichten. Vorausgesetzt natürlich, es fühlt sich für dich richtig an und du traust es dir zu. Alles Weitere lassen wir vorerst so wie es ist. Eins nach dem anderen.

Bereiche, an denen wir arbeiten möchten:

Nimm dir einen Moment Zeit, um eure Situation noch etwas intensiver zu reflektieren.

Was sind Bereiche, an denen du ab jetzt aktiv etwas ändern möchtest? Woran möchtest du arbeiten?

* Möchtest du mehr Harmonie am Abend?
* Mehr wertvolle Zeit mit deinem Kind?
* Auflösen von Schlafassoziationen?
* Mehr innere Gelassenheit?
* Die (nonverbale) Sprache deines Kindes besser deuten lernen?
* Was fällt dir noch ein?

Eine regelmäßige Selbstreflektion aus der Sicht des außenstehenden Beobachters wird dir helfen, eure Situation klarer zu sehen und entspannter zu sein.

Was du mit diesem Buch erreichen wirst, wenn du es vollständig und Schritt für Schritt durcharbeitest

Ich hoffe, du hast deine Protokollauswertung so gut und gewissenhaft wie möglich ausgefüllt. Dann kannst du jetzt deine Ergebnisse und deine Beobachtungen der letzten Tage mit der Tabelle vergleichen. Dort siehst du auf einen Blick, welche Veränderungen gemessen am Alter deines Kindes möglich sind. Selbstverständlich steht es dir auch frei, eure Ziele erst einmal niedriger zu stecken und euch dann langsam voranzutasten.

ALTER IN MONATEN	0–1	2–3	4–5	6–7	8–9	10–12	13–14	15–18	19–24	25–36
Gesamtschlaf auf 24 Std.*	15–18	14–18	14–16	14–15	13–15	12–14	12–14	12–14	12–14	11–12
Nachtschlaf*	kein Muster	10	11–12	11–12	11–12	10–12	10–12	11–12	10–12	9–12
Tagschlaf*	kein Muster	4–6	3–4	2–4	2–3	2–3	2–3	2–3	1–2	0–2
Anzahl der Nickerchen tagsüber	kein Muster		3–4	3–4	2–3	2	1–2	1–2	1	0–1
Wachzeiten tagsüber zw. den Nickerchen	30–45 Min.	45–120 Min.	1–2	2–3	3	3–4	3–5	5	6	6–12
Längst mögliche Durchschlafzeit nachts*	kein Muster		5	5	5–8	5–8	8–10	11–12	11–12	10–12
Stillen/Flasche pro Nacht	Alle 2–3 Std.		2–3	1–2	0–1	0–1	0	0	0	0
Soll-Wachzeit vor der Abend-Ziel-Schlafzeit*	kein Muster		2,5	3–3,5		4	4,5	5–6		6–7

* Durchschnittliche Angaben in Stunden
Quelle: nach Johnson, N. (2016): Baby S.T.E.P.S. to better Sleep. How to gently coach your child to peaceful naps and rested nights. KW Publishing

Fazit aus Kapitel 1

Zu Beginn einer Reise erscheint es oft unmöglich, das gesteckte Ziel zu erreichen. Wir wissen zwar, dass es auf dem Berg, der vor uns liegt, ein wunderbar schillerndes Gipfelkreuz und eine Belohnung geben muss, haben allerdings keine Ahnung, wie wir jemals dorthin gelangen können. Wir kennen den Weg nicht und sehen den sprichwörtlichen Wald vor lauter Bäumen nicht.

Um nicht auf halbem Weg demotiviert wieder aufzugeben, stecken wir uns kleinere Etappenziele. Sie helfen uns, den nächsten Schritt fokussiert im Auge zu behalten und geben uns regelmäßige Erfolgserlebnisse und einen Grund, stolz auf das bereits Erreichte zu sein.

Ja, schon jetzt kannst du stolz auf dich sein. Du bist beim ersten Etappenziel angelangt! Du hast nicht nur einiges über den Baby- und Kleinkinderschlaf gelernt, sondern dir auch einen Überblick über eure Istsituation und die möglichen Ziele verschafft. Du kennst nun alle offensichtlichen und versteckten Gründe für herausfordernde Schlafsituationen und weißt zumindest theoretisch, wie du sie lösen kannst. Dieses Wissen hilft dir dabei, eure jetzige Situation einzuordnen und künftigen Schlafherausforderungen entspannter und souveräner zu begegnen.

Dein nächstes Etappenziel ist die Optimierung der Einschlafdauer, der sogenannten Latenz. Im zweiten Kapitel wirst du lernen, wie dein Schatz regelmäßig innerhalb weniger Minuten in den Schlaf finden kann.

Falls dein Kind schon jetzt regelmäßig und zufrieden innerhalb von maximal zehn Minuten einschläft, kannst du Kapitel 2 gern überspringen.

WICHTIGE HANDLUNGSSCHRITTE AUS KAPITEL 1:

* Kopiere oder drucke dir das **Protokoll** in drei bis fünffacher Ausfertigung aus.
* **Kopiere oder drucke** dir alle weiteren Dokumente einmal aus.
* Führe an **drei typischen Tagen** in Folge Protokoll (Urlaub oder Kita- Eingewöhnung sind vielleicht eher untypische Tage).
* **Achte einige Tage bewusst darauf**, wie sich dein Kind anhört oder bemerkbar macht, wenn es dir unterschiedliche Dinge sagen möchte. Wie klingt es oder zeigt es dir, wenn es müde ist, Hunger/Durst hat, Bauchschmerzen hat oder wütend ist? Woran genau erkennst du die Unterschiede?
* Achte ab jetzt besonders auf **schlaffördernde Rahmenbedingungen**.
* Optimiere bei Bedarf eure **Abendroutine**.
* Achte auf **Harmonie am Abend.**
* Übe dich in **Gelassenheit und Zuversicht.**
* **Werte das Protokoll aus** und gewinne erste Erkenntnisse.

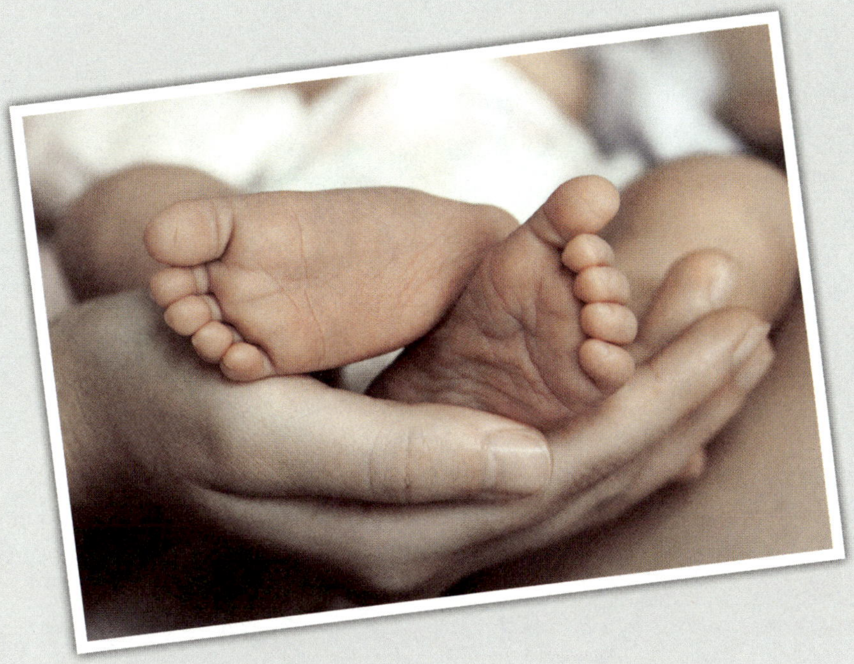

Kapitel 2

Schnell und entspannt einschlafen

WIE IHR DEN PERFEKTEN ZEITPUNKT FÜR EIN SCHLAFANGEBOT ERKENNT

Entspannt einschlafen, glücklich aufwachen: **2. Schritt**

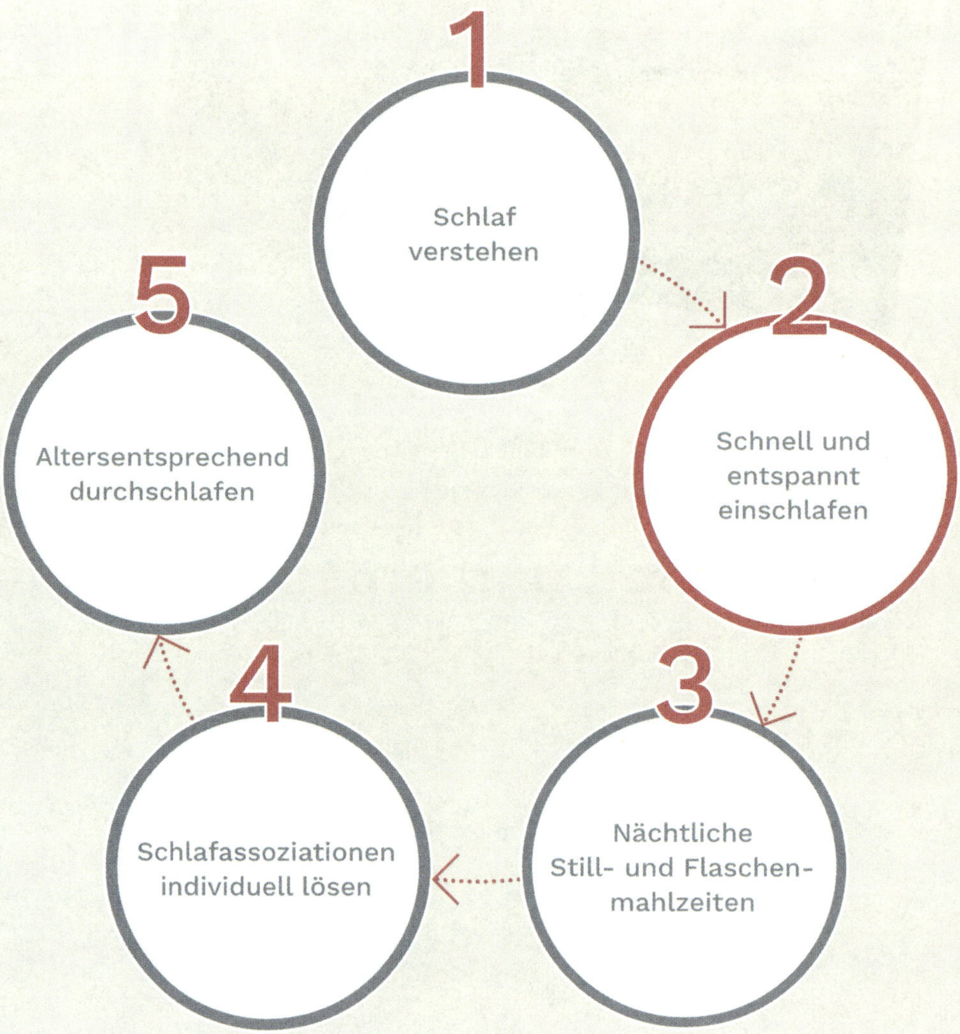

Die Zukunft gehört denen, die an die Schönheit ihrer Träume glauben.

ELEANOR ROOSEVELT

1. Das erwartet dich in diesem Kapitel

Nichts ist so beständig wie der Wandel, sagt der Volksmund. Und wenig wandelt sich so schnell wie der Schlafbedarf von Babys und Kleinkindern. Aus diesem Grund fällt es einigen Eltern schwer, den perfekten Zeitpunkt für ein Schlafangebot zu finden. Entweder sind sie zu früh dran, wenn ihre Kinder noch nicht müde genug sind, oder aber zu spät, wenn die Kleinen bereits zu müde sind. Beides erschwert das Einschlafen und strapaziert die Nerven aller Beteiligten.

Aus diesem Grund wirst du in diesem Kapitel lernen, wie du dein Schlafangebot möglichst so gestalten kannst, dass dein Kind innerhalb weniger Minuten in den Schlaf findet. Falls dein Schatz teils schwer einzuordnende Müdigkeitsanzeichen sendet, wirst du mithilfe der folgenden Seiten sehr viel erreichen können.

DU WIRST LERNEN,

* warum dein Kind grundsätzlich immer innerhalb weniger Minuten in den Schlaf finden kann;
* warum der richtige Zeitpunkt so wichtig ist, damit dein Schatz zügig einschlafen kann;
* wie du anhand eines Schlafplans den perfekten Zeitpunkt für dein Schlafangebot identifizieren kannst;

* wann zwei Schlafpläne Sinn machen und wie du souverän zwischen ihnen wechselst;
* wann es Wunder wirkt, einen Catnap einzubauen;
* was ein Powernap ist und wie du damit umgehen kannst;
* wie du dich an die geplanten Schläfchen annäherst, wenn dein Kind ungeplant früh wach wird;
* wann Wecken sinnvoll ist;
* wann du dein Schlafangebot überdenken und verändern solltest.

Außerdem erhältst du nützliche Informationen zu den folgenden Themen:

* Müde oder munter? Schläft mein Kind ausreichend?
* Übermüdung und das Stresshormon Cortisol
* Der Tagesmuttereffekt
* Mehr Schlafbedarf bei Impfung, Grippe und Co.

Wenn es dir gelingt, dein Schlafangebot zum richtigen Zeitpunkt zu machen, wird dein Kind innerhalb weniger Minuten in den Schlaf finden. Denn alle gesunden Kinder können zügig und leicht einschlafen.

2. Schnelles Einschlafen leicht gemacht

Kannst du dir nur schwer vorstellen, dass dein Kind regelmäßig zügig einschlafen kann? Falls ja, frage dich doch mal, ob es in der Vergangenheit schon irgendwann einmal eine Situation gegeben hat, in der dein Kind schnell eingeschlafen ist. Wenn du diese Frage mit einem Ja beantworten kannst, habe ich eine gute Nachricht für dich: Alles, was dein Kind schon einmal konnte, oder ab und zu kann, wird es wieder und auch regelmäßig schaffen. Vorausgesetzt, die Rahmenbedingungen stimmen.

ESSENZIELL: DER RICHTIGE ZEITPUNKT

Die absolute Grundvoraussetzung für ein zügiges, entspanntes Einschlafen deines Kindes ist der richtige Zeitpunkt des Schlafangebots.

Was ein Schlafangebot ist, weißt du bestimmt schon längst: **die Summe aller Handlungen, die dein Kind beim Einschlafen unterstützen sollen.**

Im Gegensatz zu Einschlafhilfen ist ein Schlafangebot der Rahmen, den du schaffst. Ob du das Schlafangebot in einem Bett oder in der Trage machst, ist an dieser Stelle unwichtig.

In diesem Kapitel besteht unser einziges Ziel darin, den perfekten Zeitpunkt für dein Schlafangebot zu finden. Wenn uns das gelingt, wird dein Schatz zukünftig schnell und zufrieden einschlafen. Im nächsten Schritt können wir uns dann mit dem Lösen der Schlafassoziationen befassen.

3. Wie du Schritt für Schritt euren individuellen Schlafplan erstellst

Lass mich raten: Du wünschst dir nur das Allerbeste für dein Kind und würdest Berge versetzen, um dieses Ziel zu erreichen? Bei Problemen und Fragen, in denen du dir unsicher bist, würdest du Expertenmeinungen einholen, Bücher lesen und andere Eltern um Rat fragen?

Grundsätzlich ist es genau diese bedingungslose Einsatzbereitschaft, die gute Eltern auszeichnet. Trotzdem kann dieses Verhalten auch deine Verunsicherung fördern. Wer hat recht? Auf wessen Meinung sollst du hören? Nicht selten führt ein Zuviel an Information auch zum absoluten Nichthandeln und damit zum Stillstand.

Aus diesem Grund möchte ich es dir so einfach wie möglich machen, den richtigen Zeitpunkt für dein Schlafangebot zu finden. **Mit einer Schritt-für-Schritt-Anleitung, die sich schon vielfach bewährt hat:**

* Bitte wähle aus dem Downloadbereich oder Anhang die Tag- beziehungsweise Schlafpläne aus, die zum Alter deines Kindes passen.
* Ermittle die durchschnittliche Aufwachzeit der letzten drei Tage (nicht der Protokollphase, falls diese bereits einige Zeit zurückliegt).
* Suche dir die Spalte (von oben nach unten), die der durchschnittlichen Aufwachzeit deines Kindes am ehesten entspricht.
* Biete deinem Kind ab morgen seine Schläfchen entsprechend den Zeiten dieser Tabelle an und richte dich dabei unbedingt nach der durchschnittlichen morgendlichen Aufwachzeit der letzten drei Tage – nicht nach deiner Wunschzeit.
* Halte dich bitte mindestens drei bis fünf Tage an diese Zeiten, bevor du gegebenenfalls etwas nachkorrigierst.

4. Wann zwei Schlafpläne für euch sinnvoll sind

Im Idealfall genügt es, die oben genannten fünf Schritte umzusetzen, weil der Schlafbedarf deines Kindes gerade eindeutig und klar ist. In diesem Fall wirst du spätestens nach drei bis fünf Tagen erleben, dass dein Schatz innerhalb weniger Minuten in den Schlaf finden wird.

Es kann allerdings vorkommen, dass sich dein Kind gerade in einer Regression befindet und zum Beispiel zwei Tagschläfchen zu viel sind, eines aber nicht ausreicht. Während dieser Umstellungsphasen kannst du es kaum hundertprozentig richtigmachen. Du kannst lediglich versuchen, dein Schlafangebot so bedarfsgerecht wie möglich zu gestalten. Am ehesten gelingt dir das, wenn du dein Kind genau beobachtest und möglichst flexibel bleibst. Zumindest so lange, bis der Schlafbedarf deines Kindes wieder eindeutig ist. Das sollte in der Regel nach drei bis sechs Wochen der Fall sein.

Dass dein Schatz sich gerade in einer Umstellungsphase befindet, merkst du insbesondere daran, dass

* das Einschlafen bei gleichbleibendem Schlafangebot an verschiedenen Tagen recht unterschiedlich lange dauert;
* dein Kind seit Kurzem nächtliche Wachphasen hat, in denen es eindeutig ausgeruht ist;
* es offensichtlich unterschiedlich viele Tagschläfchen braucht, um ausgeschlafen zu sein;
* die Länge der Tagschläfchen stark variiert.

Der souveräne Umgang mit zwei Schlafplänen

Sollte der Schlafbedarf deines Kindes zurzeit täglich schwanken, ist es das Einfachste, zwei unterschiedliche Tagesabläufe im Wechsel anzubieten.

Das geht ganz einfach, wenn du dich an dem ersten geplanten Tagschlaf orientierst:

* Nimmt dein Kind das Schlafangebot innerhalb einiger Minuten an, arbeitest du mit dem Schlafplan, der ein Nickerchen mehr vorsieht.
* Verweigert dein Kind auch nach 15 Minuten den Schlaf, orientiere dich an dem Plan, der ein Schläfchen weniger vorsieht.

Beispiel (Moritz, elf Monate, wacht zurzeit meist gegen 6.30 Uhr auf): Vor zwei Wochen stellte Moritz' Mama fest, dass seine Tagschläfchen häufig recht unterschiedlich funktionieren. Manchmal schlief Moritz sofort ein, manchmal schien er überhaupt nicht müde zu sein. Und manchmal hatte er sogar nächtliche Wachphasen, in denen er offenbar spielen wollte.

Seit einigen Tagen klappt das Einschlafen wieder innerhalb weniger Minuten und Moritz wirkt vergnügter. Seine Mama ist wieder entspannt, weil sie weiß, wie sie mit solchen Phasen am besten umgehen kann: Sie bietet ihrem Sohn seine Schläfchen nicht nach Schema F an, sondern flexibel. So wie er sie gerade braucht.

Manchmal kann sie eindeutig erkennen, dass Moritz müde ist und ein Nickerchen braucht. Dann klappt das Einschlafen meist sehr schnell. Manchmal ist sie sich jedoch unsicher, da sie Moritz' Müdigkeitsanzeichen nicht immer eindeutig zuordnen kann. Dann orientiert sie sich an den Tabellen.

Wenn Moritz zu seinem ersten geplanten Tagschlaf gegen 9.30 Uhr innerhalb von etwa 15 Minuten einschläft, plant sie seinen Tag mit zwei Schläfchen. Ihr Sohn geht dann abends gegen 19 Uhr zu Bett. Das klappt meist sehr gut.

Schläft Moritz zu seinem ersten geplanten Tagschlaf nicht nach ungefähr 15 Minuten ein, lässt sie den ersten Tagschlaf ausfallen und plant daher den Mittagsschlaf schon für 11.30 Uhr. An solchen Tagen geht er abends bereits um 18 Uhr zu Bett.

Auch das klappt in aller Regel sehr gut. Allerdings gibt es selbst an diesen Tagen gelegentliche Ausnahmen. Manchmal stellt Moritz' Mama fest, dass ihr Sohn es mit diesem einen Tagschlaf nicht bis 18 Uhr schaffen würde, weil er nachmittags müde wird. An diesen Tagen bietet sie ihm noch ein kurzes Catnap am späten Nachmittag an, um die Zeit bis zum Abendschlaf zu überbrücken.

SCHLAFPLÄNE 10 BIS 11 MONATE								
Schlafzeiten bei 2 Tagschläfchen								
Aufwachen	5:00	5:30	6:00	6:30	7:00	7:30	8:00	8:30
1. Tagschlaf	8:00	8:30	9:00	9:30	10:00	10:30	11:00	11:30
2. Tagschlaf	12:30	13:00	13:30	14:00	14.30	15:00	15:30	16:00
Bettzeit	17:30	18:00	18:30	19:00	19:30	20:00	20:30	21:00
Schlafzeiten bei 1 Tagschläfchen								
Aufwachen	5:00	5:30	6:00	6:30	7:00	7:30	8:00	8:30
1. Tagschlaf	10:30	11:00	11:00	11:30	12:00	12:30	13:00	13:30
Bettzeit	17:30	18:00	18:00	18:30	19:00	19:30	20:00	20:30

Catnaps

Ein Catnap kann insbesondere während einer Regression eure Rettung sein. Es ist ein 20 bis 30 Minuten andauerndes, spontan und bewusst eingebautes Nickerchen, das deinem Kind hilft, die Phase zwischen zwei Schläfchen zu überbrücken – in der Regel zwischen dem letzten geplanten Tagschlaf und dem abendlichen Zubettgehen.

ACHTUNG!

Auch ganz normale Nickerchen können phasenweise nur 20 bis 30 Minuten andauern, insbesondere während der ersten Lebensmonate. Das ist vollkommen normal und absolut ausreichend, solange dein Kind danach ausgeschlafen und gut gelaunt wirkt. Wenn nicht, mach dir bitte keine Sorgen. Sobald wir alle Schlafassoziationen gelöst haben, wird sich dein Kind zu jeder Zeit die Menge an Schlaf nehmen können, die es für seine gesunde Entwicklung braucht.

Alle Informationen zu den Schlafregressionen findest du im ersten Kapitel.

Powernaps

Im Gegensatz zum bewusst eingebauten Catnap ist der Powernap hier in diesem Vergleich ein vollkommen ungeplantes Schläfchen. Powernaps treten häufig im Auto, Kinder- oder auch Einkaufswagen auf. Von außen betrachtet sind Powernaps weder gut noch schlecht. Entscheidend ist vielmehr, wie du sie bewertest.

POWERNAPS

Da du Powernaps nie vollkommen verhindern kannst, empfehle ich dir,

* sie mit Gelassenheit hinzunehmen,
* davon auszugehen, dass sie deinem Kind einen Energieschub geben,
* mit dem nächsten geplanten Schläfchen flexibel umzugehen, es könnte gegebenenfalls später stattfinden.

5. Wie du auf ungeplant frühes Aufwachen reagieren kannst

Inzwischen weißt du, wie du deinem Kind ein Schlafangebot zum perfekten Zeitpunkt machen kannst. Zumindest in der Theorie. Die Praxis hat neben dem passenden Timing selbstverständlich auch mit Übung zu tun. Immerhin macht Übung bekanntlich den Meister.

Der Ausgangspunkt für die praktische Umsetzung liegt in der durchschnittlichen Aufwachzeit der vergangenen drei Tage. Sie zeigt dir eindeutig, an welchem Schlafplan du dich orientieren kannst. Was aber, wenn dein Schatz in den vergangenen drei Tagen immer zuverlässig gegen 6 Uhr aufgewacht ist, heute aber ausnahmsweise schon um 5 Uhr die Augen aufschlägt? Ausgerechnet an dem Tag, an dem du das Gelernte endlich umsetzen wolltest! In diesem Fall kannst du entweder an Murphys Gesetz glauben (»Alles, was schiefgehen kann, wird auch schiefgehen«) oder die Sache mit einem Lächeln akzeptieren und sie als Lernchance betrachten. Die Lösung ist ganz einfach:

Vor dem Hintergrund, dass der Schlafdruck morgens hormonell bedingt am höchsten ist, ziehst du den ersten geplanten Tagschlaf nach vorn – immer entsprechend der früheren Aufwachzeit. An alle darauffolgenden Schläfchen näherst du dich so weit an, dass du bis zum Abend idealerweise wieder die geplante Zielschlafenszeit erreichst. Dabei achtest du so gut wie möglich auf den tatsächlichen Schlafbedarf deines Kindes.

Beispiel: (Elias, neun Monate, macht noch drei Tagschläfchen und wacht meistens gegen 6.30 Uhr auf): Eigentlich war sich Elias' Mutter sicher, dass ihr Sohn wie fast immer gegen 6.30 Uhr aufwachen würde. Eigentlich. Elias hatte jedoch andere Pläne und ist bereits seit 5.30 Uhr quietschvergnügt und munter. Seine Mama kennt diese Ausnahmetage und nimmt sie mittlerweile mit Gelassenheit. Weil sie weiß, dass ihr Sohn es unmöglich schaffen würde, bis 8.30 Uhr wach zu bleiben, passt sie sein Schlafangebot an. Heute wird er schon um 7.30 Uhr seinen ersten Tagschlaf machen. Alle weiteren Tagschläfchen wird sie so gut wie möglich seinen Bedürfnissen anpassen. Wahrscheinlich wird sein zweiter Tagschlaf gegen 12 Uhr und sein dritter Tagschlaf gegen 15.30 Uhr stattfinden. Ganz genau lässt sich das schwer vorhersehen.

Wie gut, denkt sie sich, dass es kein bisschen schlimm ist, wenn ein Tag mal aus der Reihe fällt. Sie weiß, dass solche Ausnahmetage vollkommen normal sind und wahrscheinlich auch keinen Einfluss auf die kommenden Tage haben werden.

SCHLAFPLÄNE 8 BIS 9 MONATE								
Schlafzeiten bei 3 Tagschläfchen								
Aufwachen	5:00	5:30	6:00	6:30	7:00	7:30	8:00	8:30
1. Tagschlaf	7:00	7:30	8:00	8:30	9:00	9:30	10:00	10:30
2. Tagschlaf	11:00	11:30	12:00	12:30	13:00	13:30	14:00	14:30
3. Tagschlaf	15:00	15:30	16:00	16:30	17:00	17:30	18:00	18:30
Bettzeit	18:00	18:30	19:00	19:30	20:00	20:30	21:00	21:30
Schlafzeiten bei 2 Tagschläfchen								
Aufwachen	5:00	5:30	6:00	6:30	7:00	7:30	8:00	8:30
1. Tagschlaf	7:30	8:00	8:30	9:00	9:30	10:00	10:30	11:00
2. Tagschlaf	12:00	12:30	13:00	13:30	14:00	14:30	15:00	15:30
Bettzeit	17:00	17:30	18:00	18:30	19:00	19:30	20:00	20:30

6. Wann Wecken für euch sinnvoll ist

Grundsätzlich habe ich gelernt, dass sich Kinder, sobald sie eigenständig einschlafen können, immer die Menge an Schlaf nehmen, die sie gerade brauchen.

Manchmal passiert es allerdings, dass die Kleinen einen unerwartet längeren Schlaf so einbauen, dass er das Potenzial hat, den kompletten Tag und auch die darauffolgenden 24 Stunden massiv durcheinanderzubringen. Ein aufgedrehtes Kind und Party bis 22 Uhr wären neben langen Latenzen eine mögliche Folge.

GELEGENTLICHES UND WOHLBEDACHTES WECKEN WIRD DIR HELFEN,

* die innere Uhr deines Kindes zu beeinflussen,
* eine Jetlag-Situation für dein Kind zu vermeiden,
* den richtigen Zeitpunkt für dein Schlafangebot besser einzuschätzen,
* die Latenz auf wenige Minuten zu verkürzen,
* extrem späte Zubettgehzeiten zu vermeiden,
* Entspannung in den Einschlafprozess zu bringen.

Es gibt zwei häufige Situationen, in denen Wecken sinnvoll sein kann. Vor allem dann, wenn die Latenz noch nicht immer zuverlässig kurz ist:

* Dein Kind schläft 15 Minuten nach der durchschnittlichen Aufwachzeit der letzten drei Tage morgens immer noch.
* Dein Kind würde abends sehr lange munter sein, wenn du den letzten Tagschlaf oder den Mittagsschlaf nicht abkürzen würdest.

Das kommt typischerweise in den Phasen vor, in denen dein Schatz von zwei auf ein Schläfchen oder von einem auf keinen Mittagsschlaf umstellt. Was meist zwischen dem 15. und dem 18. Lebensmonat beziehungsweise dem dritten und fünften Lebensjahr der Fall ist.

Ob es klüger ist, dein Kind nach 20 Minuten oder nach anderthalb Stunden zu wecken, kann ich dir leider nicht sagen. Das hängt von dem aktuellen Schlafbedürfnis deines Kindes ab. Sei mutig und probiere einfach aus, was für euch beide am passendsten ist.

Wie geht es deinem Kind am besten? Wie viel Schlaf braucht es, um gut drauf und abends gleichzeitig müde zu sein? Trial and Error (Versuch und Irrtum) ist hier ein sehr guter Ansatz, wenn du aus deinen Erfahrungen und Beobachtungen lernst.

7. Wie viel Schlaf braucht dein Kind?

Viele Eltern neigen dazu, sich fast den ganzen Tag mit dem Thema Baby- und Kleinkinderschlaf zu beschäftigen. Ist mein Kind müde? Hat es ausreichend geschlafen? Wie kann ich dafür sorgen, dass es mehr schläft? Warum dauert das Einschlafen so lange? Und, und, und. Kommt dir das bekannt vor?

Viel wichtiger als der Vergleich mit anderen Kindern, das Googeln oder Konsultieren von Infotabellen sind die Zeichen deines Kindes. Es sagt dir deutlich, ob es müde oder munter ist. Mach dich frei von deinem Gedankenkarussell und beobachte einfach nur. Stell dir selbst die Frage, ob dein Kind müde oder ausgeruht ist. Hat dein Kind meist gute Laune? Lacht dein Schatz viel, möchte er spielen und ist vergnügt?

Dann ist er mit Sicherheit munter und hat dementsprechend ausreichend Schlaf bekommen. Die gute Laune deines Kindes ist der einfachste und beste Indikator dafür, dass seine Schlafmenge gerade optimal ist.

Hat dein Kind nach dem Aufwachen Anlaufschwierigkeiten?

Ist es quengelig und knatschig? Ist es anschmiegsam und reibt sich die Augen? Braucht es eine Weile, um in den Tag zu starten oder nach einem Mittagsschlaf in die Gänge zu kommen?

Das ist vollkommen normal. Viele Kinder brauchen einen Moment, um hochzufahren. Wenn du die Beobachtung machst, dass dein Schatz zehn bis 30 Minuten nach dem Aufwachen wieder vergnügt ist, ist das ein gutes Zeichen dafür, dass er ausreichend geschlafen hat. Auch wenn es im ersten Moment nicht immer so scheint.

Hat dein Kind längere Phasen, in denen es knatschig ist? Oder ist es offensichtlich müde und plötzlich nicht mehr?

Ist es häufig über mehrere Stunden quengelig und weinerlich?

Oder aber meist gut drauf, dann offensichtlich müde und plötzlich wieder topfit? Beides können Anzeichen einer Übermüdung sein.

8. Warum ihr Übermüdung unbedingt vermeiden solltet

Die häufigste Ursache für einen plötzlichen Energieschub nach offensichtlicher Müdigkeit ist eine Übermüdung. Klingt paradox, ist aber so. Bestimmt hast du schon einmal beobachtet, dass dein Kind erst müde und dann sehr müde ist, nur um kurz darauf scheinbar topfit herumzuturnen. Das kommt immer mal wieder vor und liegt am Cortisolspiegel.

Das Hormon Cortisol

Cortisol ist ein Hormon, das der Körper vermehrt ausschüttet, wenn er in einen Stresszustand gerät. Verfällt dein Kind in eine massive Übermüdung, kann dies zu Stress führen. Das Hormon Cortisol wird verstärkt produziert und ausgeschüttet. Ungünstig daran ist, dass Cortisol einen Einfluss auf den Stoffwechselprozess deines Kindes hat.

Dein eben noch extrem müder Schatz ist plötzlich wieder topfit und denkt gar nicht mehr ans Schlafen. In diesem Fall kann es sein, dass dein Kind einen Schlafzyklus oder sogar zwei vollständige Schlafzyklen gar nicht mehr die Chance hat, in den Schlaf zu finden. Schuld daran ist das Stresshormon Cortisol.

Solltest du diese Beobachtung machen, tust du euch einen Gefallen, wenn du diesen Einschlafversuch abbrichst und euch aus der Situation nimmst. Vielleich hilft es euch, ein Buch anzuschauen oder ein ruhiges Spiel zu spielen? Sobald du wahrnimmst, dass dein Kind wieder müde ist, machst du ein erneutes Schlafangebot.

Übrigens steigt mit zunehmendem Alter das Zeitfenster, in dem dein Kind gut einschlafen kann. Der perfekte Zeitpunkt ist dann flexibler und eine kritische Übermüdung tritt deutlich später ein.

KEINE PANIK!

Ich weiß, dass viele Eltern eine mögliche **Übermüdung** als den sprichwörtlichen Endgegner empfinden. Da Angst aber nur selten ein guter Berater ist, empfehle ich euch, auch diesem Thema **möglichst gelassen** zu begegnen. Wird dein Kind mal übermüdet sein? Ja, ganz sicher sogar. Wirst du eine Übermüdung immer verhindern können? Nein, das wird immer mal wieder passieren. Auch weil, wie eine Kundin einmal meinte, ab und zu das echte Leben dazwischenkommen kann. U-Untersuchungen, eine Geburtstagsfeier oder sonstige Termine. Bestimmt weißt du, was ich meine.
Also nimm es einfach als Tatsache hin. Dein Kind wird immer mal wieder in eine Übermüdung rutschen, auch wenn du dein Bestes gibst, um genau das zu vermeiden. Und danach kommt wieder ein neuer Tag.

9. Der Tagesmutter-Effekt

Kann es sein, dass du in der Vergangenheit die merkwürdige Beobachtung gemacht hast, dass dein Kind bei der Tagesmutter, in der Kita oder bei den Großeltern ganz wunderbar einschläft? Nur bei dir oder deinem Partner gestaltet sich das Einschlafen schwierig? Du hast beobachtet, dass dein Kind bei anderen zu einem bestimmten Zeitpunkt innerhalb weniger Minuten in den Schlaf findet, ohne dass die Bezugsperson aktive Einschlafhilfe leisten muss. Bei dir jedoch schläft es nur ein, wenn du es stillst, ihm die Flasche gibst, es trägst, wippst oder schaukelst?

Keine Sorge, damit bist du in guter Gesellschaft. Viele Eltern stehen vor dieser Herausforderung. Mach dir also bitte keine Vorwürfe.

Die gute Nachricht lautet: Wenn dein Kind an einem anderen Ort und in anderer Gesellschaft innerhalb weniger Minuten einschlafen kann, kann es das theoretisch auch bei dir. Das nenne ich den Tagesmutter-Effekt. Die Tatsache, dass das Einschlafen zu einem bestimmten Zeitpunkt unter anderen Rahmenbedingungen gut klappt, zeigt dir, dass dein Kind grundsätzlich

* alle Fähigkeiten besitzt, um entspannt einschlafen zu können und
* dass der Zeitpunkt für das Schlafangebot optimal ist.

Das sind zwei sehr wichtige Erkenntnisse. Denn was deinem Kind bereits unter anderen Bedingungen gelungen ist, wird es wiederholen können – auch in deiner Gesellschaft.

Jetzt stellt sich natürlich die Frage, warum das so ist? Die Antwort ist denkbar einfach: Die Tagesmutter, um bei diesem Beispiel zu bleiben, hat bereits sehr viele kleine Kinder zu Bett gebracht. Sie geht dieses Thema mit einer entsprechenden Tiefenentspannung an. Du wiederum hast wahrscheinlich noch nicht so viele Kinder zum Schlafen gelegt und falls doch, dann zumindest nicht deine eigenen. Demzufolge bist du, was den Einschlafprozess betrifft, emotional angespannt. Vielleicht auch aufgeregt und nervös, weil du in der Vergangenheit die Erfahrung gemacht hast, dass das Einschlafen deines Kindes herausfordernd sein kann.

Auch wenn die Ursache für das langwierige Einschlafen sehr unterschiedliche Gründe hat, wie zum Beispiel den falschen Zeitpunkt, hast du gelernt, dass du aktive Hilfestellung leisten musst, damit dein Kind bei dir einschlafen kann. So ist eine wechselseitige Erwartungshaltung entstanden: Du gehst davon aus, dass das Einschlafen bei dir nur mit Einschlafhilfen klappt, und dein Kind wiederum erwartet, dass es eben diese Einschlafhilfen von dir erhält. Obwohl es diese eigentlich gar nicht bräuchte.

Im Idealfall hilft dir diese Erkenntnis bereits, eine andere Perspektive zu gewinnen. Vielleicht kannst du unter diesen Voraussetzungen eine gewisse Gelassenheit und Optimismus zulassen, die es dir vielleicht sogar erlauben, mutig zu sein. Du weißt ja, dass dein Kind entspannt einschlafen kann – auch bei dir. Spätestens jetzt sind Umsetzung und Übung gefragt.

10. Übung macht den Meister – auch in puncto Schlaf

Kümmern wir uns nun um die praktische Umsetzung. Ganz egal, was du bisher unternommen hast, um eure Schlafsituation zu verbessern, wage ich doch zu behaupten, dass du es vermutlich nicht über mehrere Tage hinweg mit liebevoller Konsequenz geübt hast.

Jetzt ist es an der Zeit, etwas zu verändern, etwas Neues zu üben und einer neuen Tagesstruktur die Chance zu geben. Vielleicht verbunden mit einer neuen Abendroutine, mit einem neuen Ablauf und auch mit neuen Zeiten?

Wenn du diese neuen Elemente und Schlafenszeiten aus eurem Tagplan übst, sei dir bitte in jedem Moment bewusst, dass ihr euch mitten in einem Übungsprozess befindet. Einiges wird nicht gleich von heute auf morgen wunderbar funktionieren, sondern etwas Zeit brauchen. Es ist noch kein Meister vom Himmel gefallen –, auch wenn du dir das jetzt wünschen würdest. Glücklicherweise bedeutet das nicht, dass es automatisch schwierig werden muss.

Ich möchte dich lediglich ermutigen, anders an die Sache heranzugehen. Mit ein bisschen mehr Geduld und Gelassenheit. Für dich und für dein Kind ist das das Beste.

Es kann durchaus ein paar Tage dauern, bis

* du die perfekten Zeiten für dein Kind gefunden hast und
* deine Schlafangebote zur inneren Uhr deines Kindes passen.

Unabhängig davon, wo im Lernprozess ihr euch jetzt oder in Zukunft befindet, Übung wird immer dazugehören. Genauso wie ein bisschen Geduld.

Egal, was ihr übt, unserer Erfahrung nach dauert es nahezu immer drei bis fünf Tage, bis das Neugelernte gut klappt. Nur wenige Kinder brauchen ein bis zwei Wochen. Es wäre also fatal, bereits nach zwei oder drei Tagen abzubrechen und eine Veränderung für unmöglich zu halten.

Erst nach intensiver Übung kannst du eine Aussage darüber treffen, ob der jeweilige Ansatz gut war oder überdacht werden muss. Das ist eine der wichtigsten Erkenntnisse überhaupt. Lernen braucht Zeit. Auf dem Gebiet des Baby- und Kleinkinderschlafs sprechen wir in der Regel von drei bis fünf Tagen. Und zwar bei jedem einzelnen Veränderungs- und Lernschritt. Bis zur Erreichung des finalen Wunschziels sind es insgesamt meist zwei bis drei Wochen.

Im Umkehrschluss bedeutet das auch, dass du erst nach dieser Zeitspanne Konsequenzen für euch ziehen darfst. Komme daher bitte nie nach ein paar halbherzigen Versuchen zu dem Schluss, dass etwas nicht funktioniert. Frage dich lieber, ob du oder ihr es auch lange genug geübt habt. Selbstverständlich immer mit einem Ansatz, hinter dem du zu 100 Prozent stehst.

Lernprozesse

Erfahrungsgemäß verlaufen Lernerfolge selten linear, sondern meist in Wellen. Diese Erkenntnis ist besonders wichtig, weil sie erklärt, warum es gute und weniger gute Tage gibt. Ein Lernversuch, der über zwei Tage hinweg gute Ergebnisse erzielt, darf also am dritten Tag auch mal enttäuschend verlaufen. Das ist völlig normal und sollte euch keinesfalls demotivieren.

LERNPROZESS

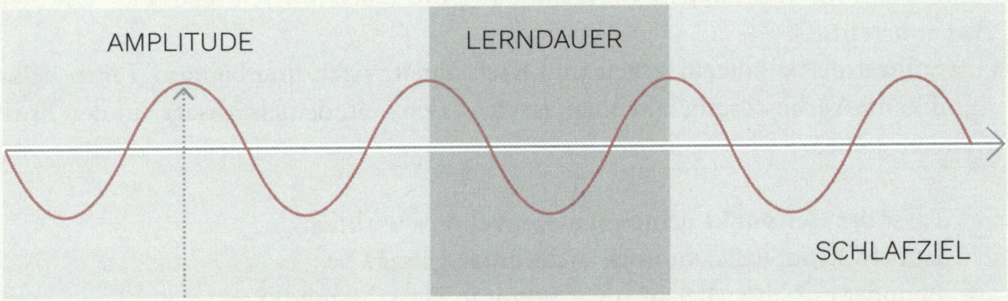

Wichtig ist also, dass du an schlechten Tagen nicht gleich alles in Frage stellst. Diese Einbrüche sind tatsächlich Teil der Verbesserung. Vielleicht hilft es dir, wenn du dir an solchen Tagen denkst: Ah, hier bist du also, schlechter Tag. Ich wusste, du würdest kommen, aber ich weiß auch, dass du wieder gehst. Morgen wird es besser laufen.

11. Wann du deine Schlafangebote überdenken und anpassen solltest

Gute Tage kommen, schlechte Tage gehen. Das Entscheidende im Lernprozess ist, dass die Richtung stimmt und dass ihr eurem Ziel näherkommt. Wichtig sind dabei der richtige Ansatz (entsprechend des Alters und Entwicklungsstands deines Kindes) und die richtige Umsetzung. Entscheidend sind in diesem Zusammenhang deine liebevolle Konsequenz in Verbindung mit einer inneren Klarheit, was dein Ziel anbetrfft.

Solltest du bei aller Klarheit und Konsequenz nach drei bis fünf Tagen keine signifikante Verbesserung erkennen, ist es an der Zeit, deinen Ansatz auf den Prüfstand zu stellen:

* Passt der Zeitpunkt deines Schlafangebotes wirklich?
* Ist dein Kind vielleicht noch nicht müde genug?
* Befindet es sich vielleicht sogar schon in der Übermüdung?
* Was kannst du ändern, um es dir und deinem Kind einfacher zu machen?
* Was wäre ein alternativer Schritt, der sich gleichzeitig richtig anfühlt und euch eurem Ziel näherbringt?
* Vielleicht klappen der erste und der zweite Tagschlaf innerhalb weniger Minuten und nur der dritte gestaltet sich schwierig?

In diesem Fall kannst du bei den ersten beiden Nickerchen alles so belassen wie es ist. Lediglich beim dritten Schlaf bedarf es etwas Feinjustierung.

Was kannst du ändern? Vielleicht besteht die Lösung darin, den dritten Tagschlaf später anzubieten oder sogar ausfallen zu lassen. Beobachte dein Kind, spiel mit den Zeiten, sei geduldig und lerne aus deinen Beobachtungen. Mehr brauchst du nicht, um die Latenzen zu optimieren.

Erhöhter Schlafbedarf bei Krankheit, Impfung und Co.

Der beste Plan funktioniert nur, wenn du dich an ihn hältst und gleichzeitig flexibel bleibst. Ein Widerspruch in sich?

Jein. Der Optimalfall sähe so aus, dass du den perfekten Zeitpunkt für dein Schlafangebot auch ohne Tag- beziehungsweise Schlafplan genau erkennst. Da allerdings nicht jedes Kind leicht verständliche Müdigkeitssignale wie beispielsweise Augenreiben, Gähnen oder Ohrenzupfen sendet, kann ein Plan einen sicheren Rahmen bieten. Zusätzlich ist deine Beobachtungsgabe und Flexibilität gefragt, um die Einschlafdauer deines Kindes zu verkürzen.

Ungünstig, wenn gerade dann eine Impfung oder Erkältung dafür sorgt, dass sich der Schlafbedarf ändert. Du kennst es vermutlich aus eigener Erfahrung: Nach einer Impfung oder während eines Infekts steigt dein Wunsch nach Ruhe und Schlaf. Das ist völlig normal. Deinem Kind geht es genauso. Daher liegt es auf der Hand, dass du dein Schlafangebot in solchen Zeiten flexibel gestaltest. Beobachte einfach, wann dein Kind ein Schläfchen benötigt. Schließlich besteht unser erklärtes Ziel sowieso darin, dass sich dein Kind exakt die Menge an Schlaf nehmen kann, die es aktuell für seine gesunde Entwicklung braucht. In besonderen Fällen kann das eben etwas mehr sein.

Hab keine Bedenken, dass der nächste oder übernächste Tag durcheinanderkommen könnten. Sobald dein Kind wieder gesund ist, wird auch sein Schlafbedarf sinken und du kannst zu eurer Routine zurückkehren.

Fazit aus Kapitel 2

Ein Ziel erreicht man selten im Sprint. In der Regel haben Menschen, die eine größere Herausforderung meistern konnten, einen Marathon hinter sich. Oder eine Bergbesteigung. Du hast jetzt auf jeden Fall dein zweites Etappenziel erreicht.

Du hast gelernt, wie wichtig es ist, ein Schlafangebot zum richtigen Zeitpunkt zu machen. Du weißt, wie du einen passenden Tagplan erstellst, wie und wann du ihn bei Bedarf anpassen kannst und auch, warum Klarheit und liebevolle Konsequenz bei gleichzeitiger Flexibilität so entscheidend sind. Sofern du das alles umsetzt und übst, wird dein Kind schon sehr bald innerhalb weniger Minuten entspannt einschlafen und sich zu jeder Zeit die Menge an Schlaf nehmen, die es für seine gesunde Entwicklung benötigt.

Im nächsten Kapitel erwartet dich euer nächstes Etappenziel. Du wirst erfahren, wie du nächtliche Still- und Flaschenmahlzeiten so für dein Kind anpassen kannst, dass es tagsüber und nachts altersentsprechend trinkt. Übrigens: Stillen/Fläschchen und gute Nächte stehen nicht im Widerspruch zueinander.

Achtung: Sollte sich nach fünf Tagen keine der Latenzen verkürzt haben, liegt die Ursache der langen Einschlafdauer nicht in erster Linie am Zeitpunkt des Schlafangebots, sondern vielmehr am Wie. Also daran, was du während des Einschlafprozesses machst und wie du dich dabei fühlst. In diesem Fall kannst du gern mit den folgenden Kapiteln weitermachen. Eure Latenz wird sich spätestens gegen Ende eurer Reise signifikant verbessern.

WICHTIGE HANDLUNGSSCHRITTE AUS KAPITEL 2:

* Finde den Schlafplan, der am besten zu den Schlafbedürfnissen deines Kindes passt und setze ihn drei bis fünf Tage um.
* Überprüfe nach drei bis fünf Tagen, ob und wie sich die Einschlafdauer zu jeder einzelnen Einschlafzeit verkürzt hat.
* Passe euren Schlafplan an den Stellen an, an denen die Latenz noch recht hoch ist und setze diesen wiederum für weitere drei bis fünf Tage um, bis du erneut Bilanz ziehst.

Starte idealerweise spätestens nach fünf Tagen mit der Umsetzung des nächsten Kapitels.

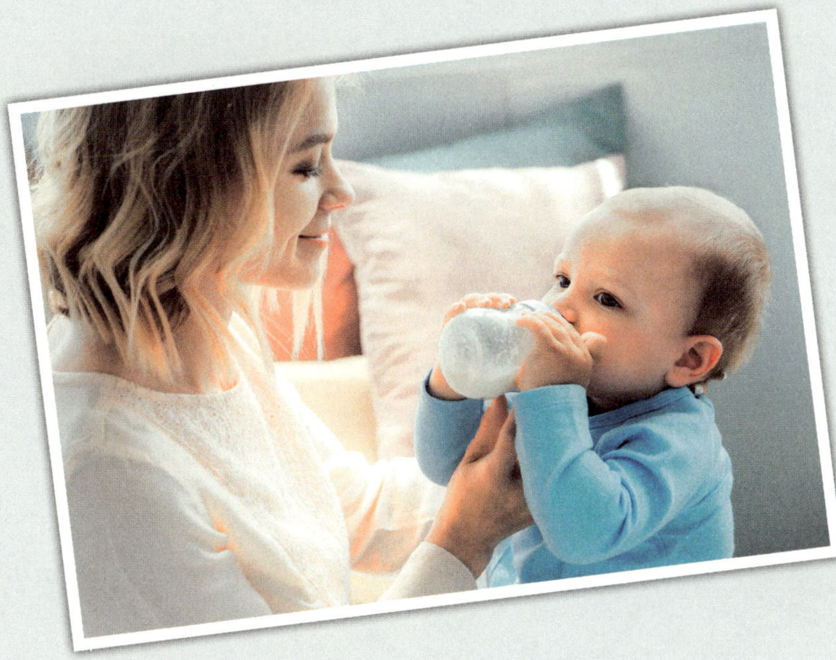

Kapitel 3

Nächtliche Still- und Flaschenmahlzeiten

WIE IHR NÄCHTLICHE MAHLZEITEN ALTERSENTSPRECHEND GESTALTET, OHNE DASS EURE STILL-/FLASCHEN-BEZIEHUNG DARUNTER LEIDET

Entspannt einschlafen, glücklich aufwachen: **3 Schritt**

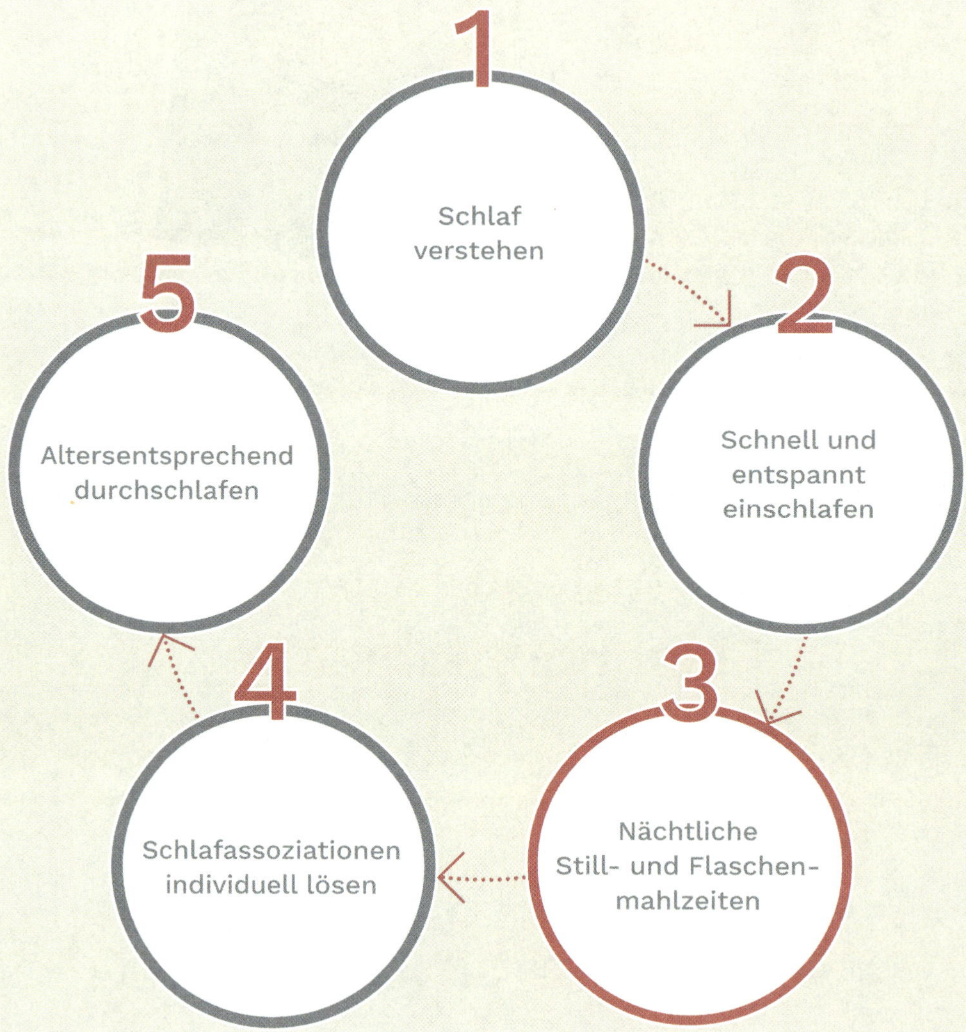

Nicht weil es schwer ist, wagen wir es nicht, sondern weil wir es nicht wagen, ist es schwer.

LUCIUS ANNAEUS SENECA

Du kannst das 3. Kapitel überspringen, wenn:

* dein Kind auch ohne Brust/Flasche gut einschlafen kann,
* dein Kind auch ohne Brust/Flasche wieder einschlafen kann,
* dein Kind tagsüber ein guter Esser ist und nachts altersentsprechend viel trinkt/isst,
* du mit euren Nächten in Bezug auf Still- und Flaschenmahlzeiten komplett zufrieden bist.

1. Das erwartet dich in diesem Kapitel

Wir kennen das alle: Nachts aufzustehen, um ein hungriges Baby zu füttern, ist für uns Eltern selbstverständlich. Der unterbrochene Schlaf, die Augenringe und die Müdigkeit am darauffolgenden Tag – das alles sind Dinge, die vor allem in der Anfangszeit ganz einfach dazugehören. Immerhin wissen wir, dass gerade kleine Babys die nächtlichen Mahlzeiten benötigen.

Was aber, wenn

* die nächtlichen Mahlzeiten eher zu- statt abnehmen,
* ein Kind auch nach vielen Monaten oder sogar Jahren ausschließlich an der Brust oder mit Flasche einschlafen kann,
* es auch nach dem ersten Lebensjahr noch mehrmals pro Nacht wach wird, um nur an der Brust weiterschlafen zu können,
* es tagsüber ein eher semiguter Esser/Trinker ist und dafür nachts umso mehr isst/trinkt?

Dann kann es gut sein, dass das häufige Wachwerden an Charme verliert.

Kommt dir das bekannt vor? Stellst du dir manchmal die Frage, ob das nicht auch anders ginge? In diesem Kapitel zeige ich dir, wie du nächtliche Still- und Flaschenmahlzeiten auf ein altersentsprechend gutes Maß reduzierst – ein Maß, das sich für dich richtig anfühlt und dem Entwicklungsstand deines Kindes entspricht. Gleichzeitig wird dein Sonnenschein tagsüber zum guten Esser/Trinker werden, falls das im Moment noch nicht der Fall sein sollte.

Aus der engen Zusammenarbeit mit vielen sehr müden Eltern weiß ich, dass in diesem Zusammenhang ein Punkt besonders häufig Bauchschmerzen bereitet: der mögliche Verlust des Urvertrauens. Deswegen ist es mir an dieser Stelle ein großes Anliegen, eine Sache vorwegzunehmen und besonders zu betonen: Keiner der von mir im Folgenden vorgestellten Lösungswege wird eure gute Stillbeziehung in Gefahr und/oder das Urvertrauen deines Kindes ins Wanken bringen.

Denn – und das ist mir besonders wichtig – eine gute Schlafsituation, im Sinne von entspannten Nächten, und eine glückliche Flaschen- oder Stillbeziehung stehen in keinem Widerspruch zueinander. Ganz im Gegenteil! Beides ist gleichzeitig möglich.

Sobald du deinem Kind die Chance gibst, selbstständig den Übergang von einem Schlafzyklus in den nächsten zu schaffen, wird die langersehnte Entspannung Einzug in eure Nächte halten. Außerdem wird das Urvertrauen deines Kindes sogar gestärkt.

Auf dem Weg zu diesem Ziel werde ich euch Schritt für Schritt begleiten. Ich werde euch das Wissen vermitteln, das ihr benötigt, um eure aktuelle Schlafsituation zu analysieren und euren individuellen Vorstellungen entsprechend zu verbessern.

In diesem Kapitel wirst du lernen,

* wie viele nächtliche Still- oder Flaschenmahlzeiten altersentsprechend sinnvoll sind;
* was der Unterschied zwischen Nuckeln und Trinken für dich bedeutet;
* welche unterschiedlichen Gründe es für das nächtliche Aufwachen deines Kindes gibt, und ob es sich wirklich um Hunger/Durst handelt oder ob vielleicht eher eine Konditionierung beziehungsweise Schlafassoziation vorliegt;
* welche Möglichkeiten es gibt, dass dein Kind tagsüber mehr trinkt/isst, um die nächtliche Kalorienzufuhr auf ein altersentsprechendes Maß herunterzufahren;
* wann es (vor allem für stillende Mütter) sinnvoll ist, nachts Hilfe anzunehmen und wie diese Hilfe aussehen kann.

Wichtig: Zwischenerfolge feiern

Menschen neigen dazu, sich ausschließlich am großen Ganzen – in unserem Fall dem altersentsprechenden Ein- und Durchschlafen zu orientieren. Dabei läuft man unweigerlich Gefahr, die wunderbaren Zwischenziele zu übersehen, die man bereits erreicht hat.

Gönne dir bitte regelmäßige Momente des Innehaltens und der Dankbarkeit, damit dir genau das nicht passiert. Sieh das Positive! Ihr habt schon so vieles erreicht, so viel gelernt! Sei stolz auf dich und dein Kind, auch wenn ihr noch nicht am Ziel seid.

Was hast du bereits umgesetzt? Welche neuen positiven Gedanken konntest du gewinnen? Welche ersten Erfolge kannst du feststellen?

Aus Erfahrung kann ich dir sagen, dass dich ein Blick zurück immer wieder ermutigen wird, optimistisch nach vorn zu sehen. Ein Bewusstsein für die ursprüngliche Ausgangssituation hilft dir, auch eure kleinen Zwischenerfolge feiern zu können. Denn jeder noch so kleine Erfolg ist ein weiterer Meilenstein auf dem Weg zum altersgerechten Ein- und Durchschlafen.

EINES WEISS ICH SICHER:

Wer Erfolge feiert und positiv in die Zukunft blickt, erreicht sein Ziel mit viel mehr Leichtigkeit.

Nächtliche Mahlzeiten reduzieren, Urvertrauen stärken

Es gibt wohl kaum ein Thema auf dem Gebiet des Baby- und Kleinkinderschlafs, das so kontrovers diskutiert wird wie nächtliche Mahlzeiten. Dass Kinder die liebevolle Nähe ihrer Eltern brauchen, steht dabei außer Frage. Aber benötigen Kinder wirklich fünf bis 15 Still- und Flaschenmahlzeiten pro Nacht, um diese Nähe zu erhalten?

Ich wage zu behaupten, dass die meisten Eltern ihren Kindern auch tagsüber sehr viel Liebe und Zuwendung schenken. Wo liegt die Ursache für diese massive Verunsicherung vieler Eltern? Woher kommt die Angst, sie könnten ihren Kindern schaden?

Ich vermute, dass die Antwort oft in der Unwissenheit liegt. Sie führt automatisch dazu, dass bisher gesammelte Erfahrungen anders bewertet werden. Aus diesem Grund möchte ich dein Wissen noch einmal kurz auffrischen und vervollständigen.

2. Schlafassoziation, verlagertes Hungergefühl oder Konditionierung?

Du erinnerst dich: Jede Einschlafhilfe kann, muss aber nicht zu einer Schlafassoziation führen. Ist eine Schlafassoziation erst einmal entstanden, hat dein Kind keine Chance, altersentsprechend durchzuschlafen. Schuld daran ist sein innerer Nachtwächter, der immer wieder feststellt, dass irgendetwas nicht so ist, wie es sein soll.

Das Urvertrauen deines Kindes kannst du stärken, indem du ihm hilfst, bestehende Schlafassoziationen auf sanfte Art zu lösen. Bevor du dir überlegst, ob und vor allem wie du eure Nächte in Angriff nimmst, möchte ich dir erklären, woran du erkennen kannst, ob dein Kind hungerbedingt, aufgrund einer Schlafassoziation oder wegen einer zugrunde liegenden Konditionierung aufwacht. Dieses Wissen kann dir bei der Entscheidung über dein weiteres Vorgehen helfen.

Keine Schlafassoziation

Zeichen, die darauf hindeuten, dass die Flasche oder das Stillen nicht zu einer Schlafassoziation geführt haben und daher an dieser Stelle kein Handlungsbedarf besteht:

* Dein Kind kann regelmäßig, auch nachts, in den Schlaf finden, ohne (kurz vorher) an der Brust oder der Flasche zu nuckeln.
* Dein Kind kann auch dann einschlafen, wenn zwischen der letzten Flasche oder Stillmahlzeit und dem Einschlafen einige Minuten Abstand liegen.
* Dein Kind trinkt nachts bei jeder Still-/Flaschenmahlzeit gut und kann auch ohne Brust/Flasche im Mund nach dem Trinken wieder in den Schlaf finden.
* Dein Kind fordert ab dem fünften Lebensmonat nur alle fünf bis zehn Stunden eine Trinkmahlzeit ein (ungeachtet anderer Aufwachgründe).
* Dein Kind ist auch tagsüber ein weitestgehend guter Esser.

Falls die oben genannten Punkte auf euch zutreffen, möchte ich euch gratulieren. Was Still- oder Flaschenmahlzeiten anbelangt, läuft bei euch alles optimal. Du kannst gern zum nächsten Kapitel blättern.

Schlafassoziationen

Zeichen, die darauf hindeuten können, dass die Flasche oder Brust zu einer Schlafassoziation geführt haben, könnten so aussehen:

- Dein Kind ist älter als fünf Monate (ab dem errechneten Geburtstermin) und schläft abends ausschließlich an der Brust ein.
- Dein Kind ist älter als fünf Monate (ab dem errechneten Geburtstermin) und schläft abends ausschließlich unmittelbar nach seinem Fläschchen ein.
- Dein Kind wacht überdurchschnittlich häufig auf und kann nur mit Brust/Flasche weiterschlafen.
- Dein Kind nuckelt oder trinkt oft nur ein paar kleine Züge, um dann nuckelnd weiterzuschlafen.

Deine Möglichkeiten: Entweder du akzeptierst die Situation so wie sie ist und du wartest ab. Irgendwann wird sich diese Schlafassoziation von selbst lösen.

Alternativ gibst du deinem Kind die Chance, auch ohne Brust oder Flasche im Mund in den Schlaf zu finden. Dabei kannst du absolut alles machen, was euch beiden guttut. Wie immer gilt auch hier: so viel wie nötig und so wenig wie möglich. Hab Geduld mit euch beiden und handle mit liebevoller Konsequenz. In der Regel werdet ihr nach drei Tagen mit signifikant besseren Nächten belohnt.

Verschobenes Hungergefühl

Zeichen, die darauf hindeuten können, dass dein Kind zwar keine Schlafassoziation zu Brust oder Flasche aufgebaut hat, sein Hungergefühl aber verschoben ist, äußern sich wie folgt:

- Dein Kind kann auch ohne Brust oder Flasche in den Schlaf finden.
- Dein Kind ist tagsüber ein eher schlechter Esser.

* Dein Kind nimmt nachts überdurchschnittlich viele Kalorien zu sich und schläft nach den Mahlzeiten zufrieden weiter –, auch ohne Brust oder Flasche im Mund.

Deine Möglichkeiten: Entweder du akzeptierst die Situation so wie sie ist und du wartest ab. Irgendwann wird sich die Verlagerung des Hungergefühls von selbst lösen.

Oder du gibst deinem Kind die Gelegenheit, auch tagsüber zum guten Esser zu werden, wodurch eure Nächte ganz automatisch innerhalb weniger Tage besser werden. Da kleine Kinder nicht mehr Nahrung aufnehmen als sie brauchen, besteht die Lösung leider nicht darin, deinem Schatz tagsüber mehr Kalorien anzubieten. Lediglich eine Reduzierung der nächtlichen Kalorienzufuhr wird dazu beitragen, dass dein Kind tagsüber wieder mehr Hunger haben wird. Bei liebevoller Konsequenz werdet ihr sehr schnelle Erfolge sehen.

Schlafassoziation und ein verschobenes Hungergefühl

Zeichen, die darauf hindeuten könnten, dass dein Kind sowohl eine Brust- oder Flaschenassoziation als auch eine Hungerverlagerung hat, können wie folgt aussehen:

* Dein Kind kann nur mit Brust oder Flasche im Mund in den Schlaf finden.
* Dein Kind trinkt/isst tagsüber eher wenig.
* Dein Kind trinkt/isst dafür nachts sehr viel (immer gemessen am jeweiligen Alter).
* Dein Kind trinkt nachts nicht zu jeder Still-/Flaschenmahlzeiten viel. Manchmal nimmt es nur ein oder zwei beherzte Züge und fällt dann wieder nuckelnd in den Schlaf.

Deine Möglichkeiten: Du lässt alles so wie es ist, haderst nicht und übst dich in Geduld. Irgendwann wird sich auch dieses Thema von selbst lösen. Leider kann das im schlimmsten Fall noch etwas dauern.

Alternativ gibst du deinem Kind die Möglichkeit, tagsüber einerseits zum guten Esser zu werden und nachts andererseits ein altersentsprechendes Maß an Kalorien aufzunehmen und nur hungerbedingt aufzuwachen. In diesem Fall hast du zwei Punkte, an denen du ansetzten kannst:

Am leichtesten ist es, wenn du dein Kind erst dabei unterstützt, auch ohne Brust oder Flasche im Mund in den Schlaf zu finden und ihm anschließend dabei hilfst, tagsüber wieder mehr Hunger zu bekommen. Was auch in diesem Fall durch eine Reduzierung der nächtlichen Kalorienzufuhr erreicht werden kann.

Konditionierung

Zeichen, die auf eine vorliegende Konditionierung hinweisen, können sich folgendermaßen äußern:

* Dein Kind ist mindestens neun Monate alt und ist tagsüber ein guter Esser.
* Dein Kind kann ohne Brust oder Flasche einschlafen und wacht nachts lediglich einmal auf, um diese eine Mahlzeit zu bekommen.
* Dein Kind konnte bereits ohne diese Still- oder Flaschenmahlzeit schlafen.
* Typischerweise hat sich diese eine Mahlzeit nach einer Impfung, während einer Erkältung oder in einer anderen Ausnahmesituation eingeschlichen.

Diese eine Mahlzeit findet immer zu einer ähnlichen Uhrzeit statt.

Deine Möglichkeiten: Entweder du findest dich mit der Situation ab und akzeptierst sie. Für dein Kind ist alles in bester Ordnung, da weder eine Schlafassoziation noch eine Hungerverlagerung vorliegt. Irgendwann wird diese Mahlzeit automatisch wieder wegfallen, auch wenn das dauern kann. Alternativ hilfst du deinem Kind dabei, diese Konditionierung aufzulösen, indem du die Mahlzeit entweder langsam ausschleichst oder von heute auf morgen streichst. Je nachdem was für euch beide leichter ist.

DEIN WEG:

Da du dir dieses Coaching Buch gekauft hast und ich aus Erfahrung weiß, wie wichtig es für jede Familie ist, ihren ganz eigenen Weg zu finden, werde ich mich nicht dazu hinreißen lassen, dir zu sagen, was du tun oder lassen sollst. Auch wenn du dir das vielleicht wünschen würdest.
Vielmehr möchte ich dir Wissen vermitteln und Möglichkeiten aufzeigen, die dir helfen, euren eigenen Weg zu finden und eure ganz eigenen Entscheidungen zu treffen. Niemand kennt dein Kind und seine Bedürfnisse so gut wie du. Daher wird auch niemand so gute Entscheidungen treffen können wie du.

Trau dir zu, euch selbst zu reflektieren und zu erspüren, was für euch das Richtige ist.

3. Wie dein Kind tagsüber zum guten Esser wird

Hast du den Eindruck, dein Kind sei ein schlechter Esser? Meiner Erfahrung nach gibt es keine schlechten Esser. Zumindest kenne ich kein einziges Kind, das tatsächlich ein schlechter Esser ist oder war. Sehr bekannt sind mir hingegen Kinder, die gute Esser sind, nur eben nicht so, wie ihre Eltern sich das wünschen. Diese Kinder nehmen sich durchaus die Menge an Kalorien, die sie für ihre gesunde Entwicklung benötigen. Lediglich die Zeiten der Nahrungsaufnahme stimmen nicht mit den Vorstellungen ihrer Eltern überein. Das bestätigt im Übrigen auch unser Kinderarzt, wenn er sagt, dass Kinder aus unserem Kulturkreis nur in absoluten Ausnahmefällen untergewichtig sind.

Für dich bedeutet das: Wenn du das Gefühl hast, dein Kind sei ein schlechter Esser und ist trotzdem normalgewichtig, darfst du dich bitte entspannen. Dein Kind ist durchaus ein guter Esser, nur darf es noch lernen, tagsüber mehr und nachts weniger Kalorien aufzunehmen.

Wahrscheinlich hast du diese Umstellung auch schon auf die eine oder andere Weise in Angriff zu nehmen versucht. Vielleicht hast du deinem Kind tagsüber mehr Snacks oder mehr Milch angeboten, stets in der Hoffnung, dass die Nächte entsprechend besser werden? Vermutlich nur mit mäßigem Erfolg, habe ich recht?

Das liegt daran, dass Kinder sich, solange sie gesund und noch klein sind, nicht überessen. Sie stellen die Nahrungsaufnahme ein, sobald sie satt sind. Dieser Mechanismus ist absolut gesund und natürlich und beginnt erst im Älterwerden zu schwächeln.

Wenn die Lösung also nicht darin besteht, Kindern tagsüber Extramahlzeiten anzubieten, bleibt nur ein logischer Schluss: Sie brauchen nachts etwas weniger Kalorien, um am Tag mehr Hunger zu verspüren. So werden Kinder, die tagsüber schlechte und nachts gute Esser waren, über den Tag verteilt automatisch mehr Kalorien aufnehmen, weil sie nachts weniger erhalten. Übrigens holen sich Kinder schon direkt am nächsten Tag die versäumten Kalorien.

Weil die Summe an zugeführten Kalorien auf den Tag verteilt gleichbleibend ist, bekommt das Kind genauso viele wichtige Nährstoffe wie vor der Umstellung.

Übrigens könnte eine mögliche Alternative zu einer aktiven Umstellung ein Umzug nach Neuseeland oder Australien sein. Die Zeitverschiebung eines halben Tages würde aus Tag Nacht und aus Nacht Tag machen, wodurch sich die Mahlzeiten ganz automatisch in deinem Sinne verschieben würden.

Sollte diese Option innerhalb der kommenden Wochen für euch nicht in Frage kommen, empfehle ich dir erneut das Prinzip Selbstverantwortung. Es liegt in deiner Hand, ob dein Kind ein guter Esser wird oder nicht.

HINWEIS:

Die nächsten beiden Themen beschreiben das **Optimieren von Flaschen- und Stillmahlzeiten**.
Wird euer Schatz gestillt, könnt ihr den Abschnitt mit den Flaschenmahlzeiten gern überspringen. Füttert ihr mit der Flasche, dann könnt ihr den Teil zum Stillen auslassen.
Zur besseren Übersicht sind die beiden Abschnitte farblich markiert und mit Symbolen gekennzeichnet.

4. Wie du nächtliche Flaschenmahlzeiten altersentsprechend optimierst

Die folgende Tabelle kombiniert unsere Erfahrungswerte mit den Ergebnissen amerikanischer Schlaf-Coaches. (vgl. Johnson, Nicole (2016): Baby S.T.E.P.S. to Better Sleep, 1. Aufl., Arnhem (NL), S. 6 f.) Sie veranschaulicht, wie viele Still- oder Flaschenmahlzeiten die meisten Kinder zu sich nehmen, bei denen keine Hungerverlagerung, Konditionierung oder Schlafassoziation (mehr) vorliegt. Das kann im Moment natürlich noch anders bei euch aussehen.

Da es sich hierbei um Durchschnittswerte handelt, versteht es sich von selbst, dass es auch Kinder gibt, die etwas häufiger oder seltener trinken. Solltest du dir unsicher sein, konsultiere bitte einen Kinderarzt.

NÄCHTLICHE FLASCHENMAHLZEITEN						
Alter in Monaten	**0–1**	**2–3**	**4–5**	**6–7**	**8–9**	**10–12**
Flaschen pro Nacht	Alle 2–3 Std.		2–3	1–2	0–1	0–1

*Durchschnittliche Angaben in Stunden

Da es sich hier um Durchschnittswerte handelt, können einzelne Situationen auch abweichen.

Wenn du euch in dieser Tabelle wiederfindest oder ihr sogar unter den Durchschnittswerten liegt (auch das ist möglich, solange dein Kind tagsüber gut trinkt/isst und sein Gewicht im Normalbereich liegt), kannst du dich an dieser Stelle entspannt zurücklehnen und mit dem nächsten Kapitel beginnen.

Du kannst diesen Teil ebenfalls überspringen, wenn die Situation bei euch vollkommen anders aussieht, du sie aber nicht verändern möchtest. Auch das ist absolut in Ordnung.

Solltest du allerdings das Gefühl haben, dass du an eurer nächtlichen Trinksituation durchaus etwas ändern möchtest, um deinem Kind die Chance zu geben, mehrere Stunden am Stück zu schlafen, dann stehst du wahrscheinlich vor einer der folgenden drei Herausforderungen:

1. Dein Kind trinkt nachts immer viel.
2. Dein Kind trinkt nachts mal viel und mal wenig.
3. Dein Kind trinkt nachts immer wenig und nuckelt eher.

Diese drei Varianten haben unterschiedliche Auslöser und verschiedene Bedeutungen. Dementsprechend weichen auch die jeweiligen Lösungsansätze voneinander ab.

Dein Kind trinkt nachts immer viel – Hungerverlagerung

Wir sprechen hier von überdurchschnittlich vielen Millilitern pro Mahlzeit. In diesem Fall ist die Wahrscheinlichkeit sehr hoch, dass dein Kind tagsüber eher wenig zu sich nimmt, wobei die Summe an Kalorien auf 24 Stunden gesehen im absoluten Normalbereich liegt. Was typischerweise dann der Fall ist, wenn dein Kind normalgewichtig ist.

Nachdem du bereits gelernt hast, dass sich kleine Kinder nicht überessen, kannst du dieses Dilemma leider nur lösen, indem du nachts weniger Kalorien anbietest.

Vier mögliche Lösungsansätze:

1. **Milliliter bei jeder Flaschenmahlzeit reduzieren** (ab dem neunten Lebensmonat): Reduziere so lange, bis die Flasche nach ein paar Tagen in eurem Tempo wegreduziert ist. Hier bieten sich 50-bis-100-Milliliter-Schritte an.
   Der Vorteil dieser Variante ist, dass das Hungergefühl auf ein absolutes Minimum reduziert wird. Der Nachteil besteht allerdings darin, dass diese Vorgehensweise sehr viele schwierige Nächte für alle Beteiligten bedeutet. Die Abbruchrate ist dementsprechend hoch und die Erfolgsaussicht eher gering.

2. **Unwichtige Mahlzeiten streichen:** Diese Variante bietet sich an, wenn du das eindeutige Gefühl hast, dass manche Fläschchen deinem Kind wichtiger sind als andere. In diesem Fall lässt du einfach die unwichtigen Fläschchen von heute auf morgen weg und behältst nur die entscheidenden Mahlzeiten bei.

3. **Jede zweite Mahlzeit streichen:** Diese Variante macht für euch Sinn, falls dein Kind immer ähnliche Mengen pro Flasche trinkt und mindestens zwei Fläschchen mehr fordert als andere Kinder in seinem Alter (vergleiche Tabelle). Auch hier gilt: Alles ist erlaubt, was dir und deinem Kind guttut. Mache so viel wie nötig und so wenig wie möglich.
   In der Praxis könnte das ähnlich sein wie bei Alina und Mia:
   Alinas Tochter Mia hat mit 14 Monaten noch fünf Fläschchen pro Nacht getrunken. Das nächtliche Wiedereinschlafen war für Mia nur mit einer Flasche möglich, selbst wenn sie jeweils nur etwa 30 Milliliter getrunken hat. Dabei waren ihre Aufwachzeiten immer recht ähnlich: gegen 21, 23, 1, 3 und gegen 5 Uhr.

Als Alina erfuhr, dass sie ihrer Tochter zu einer besseren Schlafqualität verhelfen kann, setzte sie diesen dritten Lösungsansatz ganz behutsam um. Innerhalb der ersten drei Tage hat sie jede zweite Flasche gestrichen – die um 23 und um 3 Uhr. Als sie voll Freude feststellen durfte, dass Mia bereits ab der dritten Nacht nur noch für die übrig gebliebenen Fläschchen erwachte, fasste Alina den Mut, auch die restlichen Fläschchen zu streichen.
Selbstverständlich waren jeweils die ersten beiden Nächte der Veränderung nicht einfach. Aber Alina wusste, dass sie Mia einen Gefallen tut und gab ihrer Tochter jederzeit maximal viel Liebe und Nähe. Nach insgesamt sechs Nächten konnten Mia und ihre Mutter durchschlafen.

4. Alle Fläschchen streichen: (frühestens ab dem neunten Lebensmonat) Sofern dein Kind mindestens neun Monate alt ist und du genug Entschlusskraft besitzt, ist diese Vorgehensweise die einfachste für euch beide.
Solltest du dich für diesen Ansatz entscheiden, ist es am einfachsten, wenn du entweder deine Motivation nutzt und gleich heute loslegst oder aber den Start auf einen Samstag legst. So kannst du gegebenenfalls auch auf fremde Unterstützung zurückgreifen.

Vielleicht hast du in der Vergangenheit bereits den einen oder anderen Ansatz probiert und es wollte nicht so recht funktionieren? Dein Kind weinte und du hattest das Gefühl, dass es noch hungrig ist? Bevor du dich für einen Ansatz entscheidest, lies bitte noch, welche Faktoren für euren Erfolg entscheidend sein werden. Du findest sie gleich nach den Kapiteln für Stillmütter.

Dein Kind trinkt nachts mal viel und mal wenig

Dieser Fall gestaltet sich recht einfach: Streiche die Mahlzeiten, zu denen dein Kind bereits wenig trinkt. Begleite es in seinem anfänglichen Frust mit maximaler Zuwendung. Mach dabei alles, was euch beiden guttut, damit dein Kind weiterschlafen kann. Alles ist erlaubt, was sich richtig anfühlt, wobei immer gilt: Mach so viel wie nötig und so wenig wie möglich. Co-Sleeping ist beispielsweise häufig besser, als im Ausfallschritt durch die Wohnung zu laufen.

Spätestens nach ein paar Tagen ist die Schlafassoziation gelöst und dein Kind wird nur dann erwachen, wenn es auch wirklich Hunger hat. Sobald ihr diesen Punkt erreicht habt, kannst du dir überlegen, ob die verbliebenen Mahlzeiten altersentsprechend sind und ob du dich mit eurem neuen Status quo wohlfühlst. Andernfalls kannst du noch einen weiteren Schritt gehen, indem du je nach Alter und Flaschenhäufigkeit vielleicht noch die eine oder andere Mahlzeit streichst.

Viele Eltern können sich nicht vorstellen, wie leicht die Reduktion nächtlicher Mahlzeiten mit liebevoller Konsequenz fällt. Sie reagieren überrascht darauf, dass aus acht Flaschen plötzlich vier geworden sind – und das innerhalb weniger Nächte. Diese Erfahrung verleiht ihnen den Mut, auch die restlichen Mahlzeiten Schritt für Schritt auszuschleichen und ihrem Schatz auf diese Weise die Chance zu geben, altersentsprechend durchschlafen zu können.

Dein Kind trinkt nachts wenig und nuckelt eher und oft

Ist dein Kind neun Monate alt oder älter und zeigt dieses Trinkverhalten? In genau dieser Situation steckte ich damals mit meinem Sohn. In durchschnittlichen Nächten habe ich ihm 13-mal die Flasche gegeben, damit er wieder in den Schlaf finden konnte, obwohl er zu diesem Zeitpunkt bereits über ein Jahr alt war. Leider wusste ich damals noch nicht, wie leicht ich ihm hätte helfen können.

Die einfachste Lösung und die einzige, die in der Praxis wirklich sinnvoll ist, ist das beherzte Streichen der Nachtflaschen. Wenn dein Kind die Flasche eher als Schnullerersatz und weniger als Mahlzeit betrachtet, wäre jegliches Ausschleichen ein unnötiges Gezerre für alle Beteiligten. Eine klare Entscheidung für diesen schnellen Weg wird euch innerhalb von nur drei bis fünf Nächten ans Ziel bringen.

Auch hier gilt: Alles ist gut, was guttut. Mache immer so viel wie nötig und so wenig wie möglich. Liebevolle Konsequenz und innere Klarheit lohnen sich für euch beide.

5. Wie du eure Stillsituation altersentsprechend gestalten kannst

Einschlafstillen als Schlafassoziation – das wahrscheinlich emotionalste Thema überhaupt für stillende Mütter. In meiner jahrelangen Arbeit als Schlafcoach konnte ich in diesem Zusammenhang vor allem zwei Parteien kennenlernen: diejenigen, die ihren Körper gern wieder zurückhaben möchten und froh sind, wenn sie endlich abgestillt haben, und diejenigen, die das Stillen genießen und weiterstillen möchten.

Für beide gibt es eine Lösung. Stillen und gute Nächte stehen nämlich in keinem Widerspruch zueinander. Beides ist gleichzeitig möglich! Zumindest altersentsprechend.

Bevor wir dazu kommen, frage dich bitte: Wer braucht die nächtlichen Stillmahlzeiten mehr? Du oder dein Kind? Vielleicht wird dich die Antwort überraschen.

Wahrscheinlich liest du diesen Teil vor allem dann sehr aufmerksam, wenn das Einschlafstillen bei euch zu einer Schlafassoziation geführt hat, die dafür verantwortlich ist, dass dein Kind den Übergang zwischen den Schlafzyklen nur mithilfe des Stillens meistern kann. Erschwerend kommt eventuell hinzu, dass dein Kind nachts sehr viel trinkt und dafür tagsüber nur wenig Kalorien aufnimmt.

Wie du ja bereits weißt, lösen sich diese Schlafassoziationen leider nur selten von selbst auf. Auch das Umstellen der inneren Uhr, die unter anderem dafür verantwortlich ist, wann Kinder schlafen und trinken, erfordert aktives Handeln und eine innere Klarheit. Eine Veränderung fällt dir leichter, wenn dir stets bewusst ist, dass du deinem Kind die Chance für eine positive Lernerfahrung bietest.

Umstellung des Hungergefühls

Das Hungergefühl passt sich übrigens deutlich schneller an, als die meisten intuitiv vermuten. Oft erfolgt diese Umstellung sogar innerhalb eines Tages. Ein guter Vergleich für uns Erwachsene ist eine weite Flugreise, die mit einer Zeitverschiebung von ein paar Stunden einhergeht. Hast du das schon einmal erlebt? Wahrscheinlich hast du ganz automatisch zur »neuen« Essenszeit gegessen und hast dir über deinen Hunger überhaupt keine Gedanken gemacht. Warum nicht? Weil du entweder keinen Hunger hattest oder nur sehr kurz.

Genauso wird es deinem Kind gehen: Wenn du ihm nachts weniger Kalorien anbietest, wird es direkt am nächsten Morgen mehr Kalorien zu sich nehmen. Auf diese Weise wird dein Kind im Handumdrehen auch tagsüber zu einem guten Esser. Dabei bleibt die Summe der Kalorienzufuhr auf 24 Stunden gesehen gleich und kann jetzt auch vermehrt tagsüber gedeckt werden. Das ist ein Punkt, auf den du bestimmt mit einer genauso freudigen Überraschung reagieren wirst wie fast all unsere Coaching-Kundinnen, die vor einer ähnlichen Herausforderung standen wie du jetzt.

Im Folgenden will ich dir erklären, wie du vorgehen kannst. Falls du das Kapitel über die nächtlichen Flaschenmahlzeiten gelesen hast, wird dir das meiste bekannt vorkommen, da die Lösungswege fast identisch sind.

Nächtliche Stillmahlzeiten reduzieren

Diese Tabelle kombiniert unsere Erfahrungswerte mit den Ergebnissen amerikanischer Schlaf-Coaches. (vgl. Johnson, Nicole (2016): Baby S.T.E.P.S. to Better Sleep, 1. Aufl., Arnhem (NL), S. 6 f.) Sie veranschaulicht, wie viele Still- oder Flaschenmahlzeiten die meisten Kinder zu sich nehmen, bei denen keine Hungerverlagerung, Konditionierung oder Schlafassoziation vorliegt.

NÄCHTLICHE STILLMAHLZEITEN

Alter in Monaten	0–1	2–3	4–5	6–7	8–9	10–12
Stillen pro Nacht	Alle 2–3 Std.		2–3	1–2	0–1	0–1

*Durchschnittliche Angaben in Stunden

Da es sich hierbei um Durchschnittswerte handelt, versteht es sich von selbst, dass es auch Kinder gibt, die etwas häufiger oder seltener trinken. Solltest du dir unsicher sein, konsultiere bitte einen Kinderarzt.

Da es sich hier um Durchschnittswerte handelt, können einzelne Situationen auch abweichen. Wenn du euch in dieser Tabelle wiederfindest oder ihr sogar unter den Durchschnittswerten liegt (auch das ist möglich, solange dein Kind tagsüber gut trinkt/isst und sein Gewicht im Normalbereich liegt), kannst du dich an dieser Stelle entspannt zurücklehnen und mit dem nächsten Kapitel beginnen.

Du kannst diesen Teil ebenfalls überspringen, wenn die Situation bei euch vollkommen anders aussieht, du sie aber nicht verändern möchtest. Auch das ist absolut in Ordnung.

Solltest du allerdings das Gefühl haben, dass du an eurer nächtlichen Trinksituation durchaus etwas ändern möchtest, um deinem Kind die Chance zu geben, mehrere Stunden am Stück schlafen zu können, dann stehst du wahrscheinlich vor einer der folgenden drei Herausforderungen:

1. Dein Kind trinkt nachts immer viel.
2. Dein Kind trinkt nachts mal viel und mal wenig.
3. Dein Kind trinkt nachts immer wenig und nuckelt eher.

Diese drei Varianten haben unterschiedliche Auslöser und verschiedene Bedeutungen. Dementsprechend weichen auch die jeweiligen Lösungsansätze voneinander ab.

Dein Kind trinkt nachts immer viel – Hungerverlagerung

Wir sprechen hier von überdurchschnittlich vielen ausgiebigen Stillmahlzeiten. In diesem Fall ist die Wahrscheinlichkeit sehr hoch, dass dein Kind tagsüber eher wenig zu sich nimmt, wobei die Summe an Kalorien auf 24 Stunden gesehen im absoluten Normalbereich liegt. Was typischerweise dann der Fall ist, wenn dein Kind normalgewichtig ist.

Nachdem du bereits gelernt hast, dass sich kleine Kinder nicht überessen, kannst du dieses Dilemma leider nur lösen, indem du nachts weniger Kalorien anbietest.

Vier mögliche Lösungsansätze:

1. **Milliliter bei jeder Stillmahlzeit reduzieren**

   Das gilt ab dem neunten Lebensmonat. Da eine weibliche Brust im Gegensatz zu einem Fläschchen leider keine Milliliter-Anzeige hat, hilft es dir, wenn du dich an der Uhr orientierst. Beobachte, wie lange dein Kind pro Stillmahlzeit trinkt (nicht nuckelt) und reduziere die Stillzeit jeden Tag ein bisschen – so wie es sich für euch beide richtig anfühlt. Sobald du dein Kind sanft von der Brust löst, wird es sie wahrscheinlich erneut einfordern. Wie du damit umgehen kannst, erfährst du gleich, sobald es ums An- und Abdocken geht.

   Der Vorteil dieser Variante ist, dass das Hungergefühl auf ein absolutes Minimum reduziert wird. Der Nachteil besteht allerdings darin, dass diese Vorgehensweise sehr viele schwierige Nächte für alle Beteiligten bedeutet. Die Abbruchrate ist dementsprechend hoch und die Erfolgsaussicht eher gering.

   Ich persönlich bevorzuge aus Erfahrung die folgenden Varianten. Sie sind klarer, leichter für Mutter und Kind umzusetzen und versprechen sehr schnelle Erfolge.

2. **Unwichtige Mahlzeiten streichen**

   Diese Variante bietet sich an, wenn du das eindeutige Gefühl hast, dass manche Mahlzeiten deinem Kind wichtiger sind als andere. In diesem Fall lässt du einfach die unwichtigen Stillzeiten von heute auf morgen weg und behältst nur die wichtigen bei.

   In der Praxis könnte das ähnlich sein wie bei Berit und Saskia: Schon vor Saskias Geburt war einer von Berits größten Wünschen der einer glücklichen und erfüllten Stillbeziehung. Aus diesem Grund bot Berit ihrer Tochter jederzeit die Brust an, ohne zu hinterfragen, ob Saskia wirklich Hunger hat. Was anfangs einfach nur schön war, wurde irgendwann zu einer Belastungsprobe, die Berit fast an ihre Grenzen brachte. Saskia wachte fast jede Nacht acht- bis zehnmal auf und konnte nur an der Brust ihrer Mutter wieder in den Schlaf finden.

   Als Berit klar wurde, dass sie weder ihrer Tochter noch sich selbst einen Gefallen damit tat, wenn sie ihrem Stillimpuls weiter nachgeben würde, traf sie die Entscheidung, Saskia zu helfen. Und weil sie das Gefühl hatte, dass ihrer Kleinen nicht jede Stillmahlzeit gleichermaßen wichtig war, ließ sie die eher unwichtigen Mahlzeiten ausfallen. In direkter Folge trank Saskia zu den verbliebenen Stillzeiten deutlich mehr und konnte schon nach vier Tagen einige Stunden am Stück schlafen.

3. **Jede zweite Mahlzeit streichen**
   Diese Variante macht für euch Sinn, falls dein Kind immer ähnlich lange trinkt und mindestens zwei Stillmahlzeiten mehr fordert als andere Kinder im gleichen Alter (vergleiche Tabelle).
   Bei diesem Ansatz streichst du nicht nach Gefühl, sondern nach Zeit und bietest nur bei jedem zweiten Aufwachen die Brust an. Auch hier gilt selbstverständlich, dass alles erlaubt ist, was dir und deinem Kind guttut.

4. **Alle Stillmahlzeiten streichen**
   Das gilt frühestens ab dem neunten Lebensmonat. Sofern dein Kind mindestens neun Monate alt ist und du genug Entschlusskraft besitzt, ist diese Vorgehensweise wahrscheinlich die einfachste für euch beide.
   Solltest du dich für diesen Ansatz entscheiden, ist es am besten, wenn du entweder deine Motivation nutzt und gleich heute loslegst oder aber den Start auf einen Samstag legst. So kannst du gegebenenfalls auch auf fremde Unterstützung zurückgreifen.

Vielleicht hast du in der Vergangenheit bereits den einen oder anderen Ansatz probiert und es wollte nicht so recht funktionieren? Dein Kind weinte und du hattest das Gefühl, es sei hungrig?

Bevor du dich für diesen oder einen anderen Ansatz entscheidest, lies bitte noch, welche Faktoren für euren Erfolg entscheidend sein werden. Du findest sie gleich nach den Kapiteln für Stillmütter.

Dein Kind trinkt nachts mal viel und mal wenig

Dieser Fall gestaltet sich recht einfach: Streiche die Mahlzeiten, zu denen dein Kind bereits wenig trinkt. Begleite es in seinem anfänglichen Frust mit maximaler Zuwendung. Mach dabei alles, was euch beiden guttut, damit dein Kind weiterschlafen kann. Alles ist erlaubt, was sich richtig anfühlt, wobei immer gilt: Mach so viel wie nötig und so wenig wie möglich. Co-Sleeping ist beispielsweise häufig eine bessere Idee, als im Ausfallschritt durch die Wohnung zu laufen.

Spätestens nach ein paar Tagen ist die Schlafassoziation gelöst und dein Kind wird nur dann erwachen, wenn es auch wirklich Hunger hat. Sobald ihr diesen

Punkt erreicht habt, kannst du dir überlegen, ob die verbliebenen Mahlzeiten altersentsprechend sind und ob du dich mit eurem neuen Status quo wohlfühlst. Andernfalls kannst du noch einen weiteren Schritt gehen, indem du je nach Alter und Stillhäufigkeit vielleicht noch die eine oder andere Mahlzeit streichst.

Viele Eltern können sich nicht vorstellen, wie leicht die Reduktion nächtlicher Mahlzeiten mit liebevoller Konsequenz sein kann. Sie reagieren überrascht darauf, dass aus acht Stillzeiten plötzlich vier geworden sind – und das innerhalb weniger Nächte. Diese Erfahrung verleiht ihnen den Mut, auch die restlichen Mahlzeiten Schritt für Schritt auszuschleichen und ihrem Schatz auf diese Weise die Chance zu geben, altersentsprechend durchschlafen zu können.

Dein Kind trinkt nachts wenig und nuckelt eher

Ist dein Kind neun Monate oder älter und zeigt dieses Trinkverhalten? In einer ähnlichen Situation steckte ich damals mit meinem Sohn. In durchschnittlichen Nächten habe ich ihm 13-mal die Flasche gegeben, damit er wieder in den Schlaf finden konnte, obwohl er zu diesem Zeitpunkt bereits über ein Jahr alt war. Leider wusste ich damals noch nicht, wie leicht ich ihm hätte helfen können.

Die einfachste Lösung und die einzige, die in der Praxis wirklich sinnvoll ist, ist das beherzte Streichen der nächtlichen Stillmahlzeiten. Wenn dein Kind die Brust eher als Schnullerersatz und weniger als Mahlzeit betrachtet, wäre jegliches Ausschleichen ein unnötiges Gezerre für alle Beteiligten. Eine klare Entscheidung für diesen schnellen Weg wird euch innerhalb von nur drei bis fünf Nächten zum Ziel bringen.

Auch hier gilt: Alles ist gut, was guttut. Mache immer so viel wie nötig und so wenig wie möglich. Liebevolle Konsequenz und innere Klarheit lohnen sich für euch beide.

Schlafassoziation durch sanftes An- und Abdocken lösen

Egal, ob du eine wichtige oder eine unwichtige Stillmahlzeit streichst, der Anfang kann für euch beide zur Herausforderung werden. Viele Kinder kommen damit allerdings deutlich besser zurecht als gedacht, wenn ihre Mütter sie sanft von der Brust lösen, sobald sie satt sind.

Solltest du dich für dieses sanfte Lösen entscheiden, gehst du wie folgt vor:

* Du stillst dein Kind, bis es satt ist.
* Du löst es sanft von der Brust.
* Du begleitest es in seinem Frust und hältst es beim »Meckern« liebevoll.
* Du erträgst ein kurzes, leichtes Weinen, weil du weißt, dass Lernen außerhalb der Komfortzone stattfindet.
* Du lässt dein Kind wieder an die Brust, um sich zu beruhigen und löst es erneut, sobald wieder alles gut ist.
* Du wiederholst das Vorgehen so oft, bis dein Kind eingeschlafen ist.
* Du wiederholst den Prozess bei jedem Einschlafstillen. So lange, bis die Schlafassoziation gelöst ist und dein Kind entspannt auch ohne Brust im Mund in den Schlaf finden kann.

Für viele Kinder funktioniert dieser Ansatz wunderbar und erstaunlich entspannt. Sie lernen innerhalb weniger Tage, dass sie auch ohne Brust im Mund einschlafen können und werden sehr schnell durch deutlich längere Schlafphasen belohnt. Und das, obwohl sie eine neue Lernerfahrung machen und ihre Komfortzone verlassen mussten. Im Lernprozess profitieren sie vor allem von der Gelassenheit ihrer Mütter. Eine innere Klarheit darüber, das Richtige zu tun, ist also unerlässlich.

Deutlich schwerer ist dieser Prozess für Kinder, die in der Vergangenheit bereits einige halbherzige Versuche ihrer Mütter erleben mussten. Sie werden auch diesen neuen Anlauf zunächst als weiteres Hin und Her einschätzen. Es kann passieren, dass diese Kinder ihren Unmut sehr lautstark äußern. Ganz einfach, weil sie in der Vergangenheit gelernt haben, dass ihre Mütter den Versuch dann einstellen.

Daher meine Bitte: Wenn du dich hier angesprochen fühlst oder aber nach drei Einschlafversuchen mit An- und Abdocken keine signifikante Verbesserung erkennst, denke über einen anderen Lösungsweg nach. Manche Kinder kommen mit einer klaren Entscheidung viel besser zurecht.

Die T-Shirt-Runter-Variante

Dieser Lösungsansatz ist eigentlich selbsterklärend und bietet sich bei Kindern an, die sich mit dem sanften Lösen nach dem Stillen besonders schwertun, weil die Brust immer in Reichweite ist – wie die sprichwörtliche Karotte vor der Nase.

Solltest du dich für diesen Weg entscheiden, ziehst du direkt nach dem Stillen dein Oberteil wieder über die Brust beziehungsweise lässt es zu einer Stillmahlzeit, die in Zukunft wegfallen darf, gleich unten. Auch hier ist, wie immer, alles erlaubt. Nimm dein Kind in seinem Frust ernst, gib ihm alles an Nähe und Liebe, was du ihm schenken kannst. Mach so viel wie nötig und so wenig wie möglich und sei dir bewusst, dass auch dieser Schritt ein bisschen Übung bedarf.

Schon nach drei bis spätestens fünf Tagen, an denen ihr diesen Weg mit liebevoller Konsequenz gegangen seid, werdet ihr durch deutlich bessere Nächte belohnt.

6. Schlafplan Praxisteil

In meiner langjährigen Arbeit als Führungskraft und Coach habe ich gelernt, wie wichtig eine schriftliche Planung ist. Alles, was man schriftlich festhält, wird mit viel größerer Wahrscheinlichkeit auch tatsächlich umgesetzt.

Daher bitte ich dich darum, jetzt deinen Schlafplan zur Hand zu nehmen und alle Fragen so offen und ehrlich wie möglich zu beantworten. Notiere deine Antworten bitte unbedingt. Das wird dich darin unterstützen, dein Ziel und den Weg dorthin zu visualisieren. Außerdem hilft dir eine schriftliche Beantwortung dabei, im ersten Schritt eine klare Entscheidung zu treffen und diese dann im zweiten Schritt mit liebevoller Konsequenz zu verfolgen.

Du wirst deine Ängste erkennen und ihre Ursprünge verstehen lernen. Sobald du deine Sorgen niederschreibst, verlieren sie ihre Macht über dich. Nutze die Chance, euren Weg als starke Eltern gemeinsam mit deinem Kind zu gehen. Dein Kind braucht diese Stärke und Konsequenz.

ZIELE DIESES PRAXISTEILS:

* Schlafassoziation lösen (ich brauche die Brust/Flasche, um weiterschlafen zu können)
* Aus einem schlechten Esser einen guten Esser machen
* Die Grundvoraussetzungen schaffen, damit dein Kind die Chance bekommt, altersentsprechend durchzuschlafen

Verstehe und formuliere deine Motivation

(Stichwort Nachtwächter und Urvertrauen)
Beispiel: Ich möchte meinem Kind dabei helfen, sein Urvertrauen zu stärken, indem ich ihm die Chance gebe, auch ohne »Reiz im Mund« in den nächsten Schlafzyklus finden zu können.

Formuliere ein klares und positives Ziel

Beispiel: Ich wünsche mir für mein Kind, dass es die Flasche/Brust als Mahlzeit wahrnimmt und nicht als Mittel der Wahl braucht, um mehrere Schlafzyklen miteinander verbinden zu können.

Verknüpfe dein Ziel emotional, damit es stark wird: Was gewinnt mein Kind?

Beispiel: eine bessere Schlafqualität, eine verbesserte Konzentrations- und Lernfähigkeit, eine ausgeschlafene und entspannte Mama, einen gut gelaunten Papa …

Was gewinne ich?

Beispiel: Einen richtigen Feierabend, bessere Nächte, ein Liebesleben, einen TV-Abend, Zeit für Buch und Badewanne, Sport, mehr Selbstsicherheit …

Was gewinnt mein Partner?

Beispiel: mich als entspanntere Person, Zeit für sich, ein besseres Liebesleben, Entspannung in der Elternrolle …

Was gewinnen wir als Paar?

Beispiel: eine Stärkung unserer Beziehung, eine neue Familienqualität, mehr Zweisamkeit, Raum für andere Gedanken …

Was kann im besten Fall passieren?

Was kann ich dafür tun, damit dieser beste Fall eintritt?

Ab wann? Wie werde ich anfangen?

Wer aus meinem Umfeld kann mich ggf. unterstützen, damit die Umsetzung für alle Beteiligten so einfach wie möglich wird?

Finde einen Satz, der dir Ruhe und Sicherheit gibt. Beispiel: Alles gut, mein Schatz, ich bin bei dir. Wir schaffen das.

Entscheidend für eine erfolgreiche Flaschen- oder Stillreduzierung

Um euer individuelles Ziel möglichst einfach zu erreichen, wird es dir helfen, wenn du dir über folgende Punkte klar bist:

* Du tust deinem Kind einen Gefallen: Mit deiner Hilfe hat es endlich die Möglichkeit, den Übergang von einem in den nächsten Schlafzyklus zu schaffen und längere Phasen am Stück zu schlafen. Das wiederum verbessert seine Schlafqualität enorm.
* Plane schriftlich und bereite dich emotional vor.
* Du entscheidest, was für euch richtig ist. Niemand sonst. Wenn du euch vorerst kleinere Ziele stecken willst, ist das absolut in Ordnung.
* Hab keine Angst und sei innerlich stabil. Dein Kind spürt deine Emotionen. Wenn du verinnerlicht hast, dass das, was ihr macht, richtig ist, wird es sich auch für dein Kind richtig anfühlen.
* Hab keine Angst davor, dass dein Kind hungrig ist. Dein Kind wird die versäumten Kalorien direkt mit der nächsten Mahlzeit nachholen. Diese Umstellung funktioniert unfassbar schnell. Denk an die Fernreise.
* Fang an! Das Schwierigste ist selten die Veränderung, sondern vielmehr die Angst vor dem Anfang. Sie kann nur verschwinden, wenn du beginnst, etwas zu verändern.

* **Finde einen Satz, der dir Ruhe und Sicherheit gibt.** Wenn du diesen Satz wie ein Mantra leise oder in Gedanken vor dich hinsprichst, hat das eine beruhigende Wirkung auf dich und dein Kind. So wie: Alles ist gut, ich bin bei dir.
* **Übung macht den Meister.** Und es ist noch kein Meister vom Himmel gefallen. Habe mit euch beiden Geduld. Nur wenn du deinen Plan mindestens drei bis fünf Tage am Stück umsetzt, kann ein Lernen stattfinden.
* **Alles ist erlaubt, was dir und deinem Kind guttut.** Du kannst/darfst/sollst deinem Kind zu jeder Zeit genau das geben, was ihm in diesem Moment hilft. Auch wenn's der Gymnastikball oder die Tragehilfe ist.
* **Dieses Etappenziel besteht darin, die nächtliche Trinkmenge auf ein für euch optimales Maß anzupassen.** Falls dadurch tatsächlich eine neue Schlafassoziation entstehen sollte, ist das nicht schlimm. Sie lässt sich einfach in ein paar Tagen lösen. Da sie noch nicht lange besteht, wird dein Kind keine starke emotionale Bindung zu ihr aufbauen.
* **Liebevolle Klarheit und Konsequenz lohnen sich.** Schon nach ein bis drei anstrengenden Nächten tritt eine deutliche Verbesserung ein. Für euch alle!

Fazit aus Kapitel 3

Gratuliere, du hast dein drittes Etappenziel fast erreicht! Jetzt fehlt nur noch die Umsetzung. Neben dem erworbenen Schlafwissen aus Kapitel 1 und der großen Bedeutung des richtigen Zeitpunkts für dein Schlafangebot aus Kapitel 2 weißt du jetzt auch, wie du Still- oder Flaschenmahlzeiten auf ein für euch optimales Maß anpassen kannst.

Im Gegensatz zu bisherigen, vielleicht eher halbherzigen Versuchen, weißt du nun, warum ihr jetzt euer Ziel erreichen werdet. Du hast die Erkenntnis verinnerlicht, dass du dein Kind in seinem Lernprozess unterstützen möchtest, weil du weißt, wie wichtig es ist, dass du ihm die Chance für diese neue Lernerfahrung gibst. Gestärkt durch diese innere Klarheit wird es dir bei diesem Anlauf gelingen, den Weg mit liebevoller Konsequenz zu verfolgen. Bis zum Ziel. Ab heute.

Um anzufangen, brauchst du jetzt noch nicht das Ende des Weges kennen. Fang einfach an und übe dieses Etappenziel drei bis fünf Nächte. Wie es danach weitergeht, erfährst du im nächsten Kapitel.

WICHTIGE HANDLUNGSSCHRITTE AUS KAPITEL 3:

* Vergleiche eure aktuelle Still-/Flaschensituation mit dem, was möglich ist, sobald alle Trink-Schlafassoziationen gelöst sind.
* Lege ein Ziel für euch fest, das sich für dich richtig anfühlt und gleichzeitig zum Alter deines Kindes passt (auch kleine Ziele sind gute Ziele).
* Gib eurem Ziel einen positiven Schub, indem du alle Coaching-Fragen schriftlich beantwortest.
* Sei mutig! Leg los und hilf deinem Kind und dir mit liebevoller Konsequenz zu besseren Nächten.
* Glaub an euch beide und hab ein wenig Geduld mit dir und deinem Kind. Übung macht den Meister.

Starte idealerweise spätestens nach fünf Tagen mit der Umsetzung des nächsten Kapitels.

Erfahrungsbericht meiner Kundinnen und Kunden

Stillreduzierung

Anne S.: Am 4. Januar habe ich Hannes in der Nacht nicht mehr gestillt. Die Nacht war anstrengend, aber nicht so schlimm wie gedacht. Innerhalb einer Woche hat er auf einmal über vier Stunden durchgeschlafen, mittlerweile schafft er es sieben Stunden am Stück.

Annalena E.: Ich habe meinen elf Monate alten Sohn bisher durchschnittlich dreimal nachts gestillt. Seit vorgestern kalter Entzug in der Nacht, was mein Mann übernommen hat. In der ersten Nacht war es anstrengend, viele Tränen über lange Zeit, ich habe mich gefühlt wie die schlechteste Mutter der Welt! ABER DANN: Am Tag danach hat er gleich mal zum Mittagessen ein komplettes Gläschen verdrückt, das war vorher undenkbar. Wenn es gut ging, hat er mal ein halbes gegessen. Auch sonst den ganzen Tag hat er wirklich gut gegessen und dann das Highlight heute in der zweiten Nacht: Der Sohnemann hat von 20 bis 4.15 Uhr geschlafen, ließ sich dann relativ einfach wieder beruhigen und hat noch mal bis kurz nach 7 Uhr geschlafen. Auch das wäre bis vor zwei Tagen noch undenkbar gewesen! Ich habe zum ersten Mal seit seiner Geburt eine Nacht durchgeschlafen und fühle mich wie ein neuer Mensch! Nun steht uns heute die dritte Nacht bevor, mal sehen, wie das dann wird. Aber zumindest sieht man: Es ist möglich und ich bin sowas von erleichtert.

Tamara W.: Heute einen Zwischenstand von uns: Elias, 15 Monate, hat Neurodermitis und ich war mir so unsicher, wie wir zu unserem Ziel kommen sollen, da er sich oft kratzte und ich mir einen supersanften Weg gewünscht habe. Ausgangssituation: Ich habe Elias immer zum Einschlafen gestillt. Nur ich konnte ihn mittags und abends ins Bett bringen. Und nachts wachte er alle zwei Stunden auf.

Er schlief teilweise in seinem Bett, teilweise bei uns. Ich übte zuerst das Abdocken, das hat mal so mal so geklappt, jedoch konnte ich mir nicht vorstellen, wie er nun allein einschlafen lernen sollte. Mir fehlte die innere Klarheit, und es war so schön, wie die Mädels hier auf mich eingingen. Und von Mittwoch auf Donnerstag war es bei mir vom einen auf den anderen Moment so weit. Ich habe gesagt: »So, nun ist es rum mit der Brust.« Und Elias akzeptierte es und nach etwas Meckern schlief er neben mir nach kürzester Zeit ein. Ich war schockiert ... Mittags legte ich mich dann zu ihm ins Bett und auch das funktionierte. Er quengelte und weinte auch ab und an, aber nach wenigen Tagen legte er sich dann einfach neben mich, nachdem er im Bett etwas rumgeturnt ist und schlief einfach ein.

Erfahrungsbericht Andocken/Abdocken

Natalie L.: Vor gut einer Woche haben wir das Schlafcoaching begonnen. Unsere erste Baustelle war das Einschlafstillen. Unser Sohn (sechs Monate alt) ist nach dem Einschlafen mehrmals alle 20 bis 30 Minuten wach geworden und hat geweint. Dann half nur noch die Brust zum Nuckeln. Wir haben es zunächst mit der Andock-/Abdockmethode versucht. Leider war Max nach dem Abdocken so sauer, dass er die Brust nicht mehr wollte. Nach anderthalb Stunden hat er dann endlich geschlafen und wir waren nervlich am Ende.

Am zweiten Abend war es das gleiche Spiel, nur, dass Max 50 Minuten gebraucht hat, um zu schlafen. Am dritten Abend gab es nur noch 30 Minuten Gemecker und kein Weinen mehr. Mittlerweile stille ich ihn, er dockt von selbst ab und ich lege ihn in sein Bettchen. Er dreht sich auf die Seite und schläft. Wir sind megahappy mit der neuen Situation und hätten niemals gedacht, dass es so schnell gehen würde. Es ist abends eine echte neue Lebensqualität, für uns und für ihn.

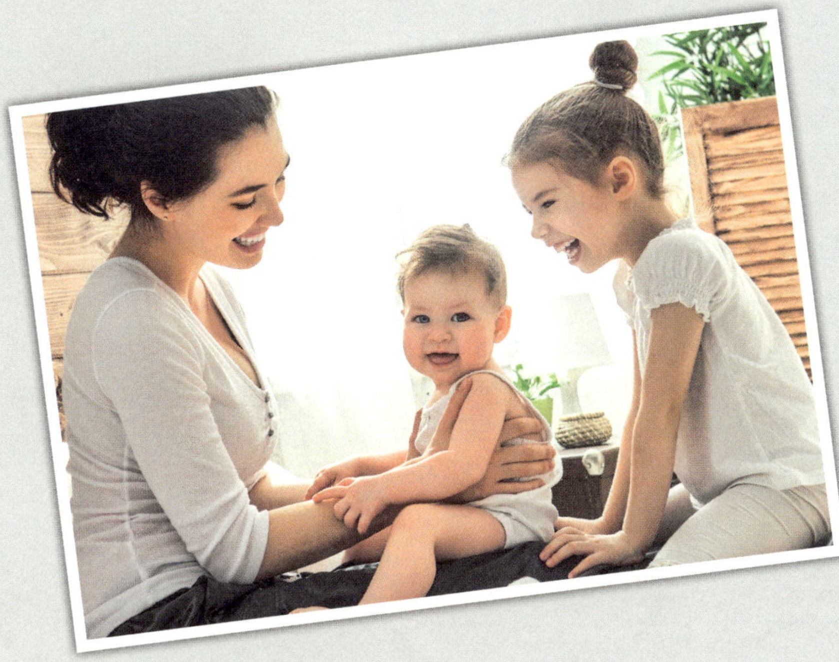

Kapitel 4

Schlafassoziationen individuell lösen

WIE IHR DIE BASIS FÜR ALTERSENTSPRECHENDES DURCHSCHLAFEN SCHAFFT

Entspannt einschlafen, glücklich aufwachen: **4. Schritt**

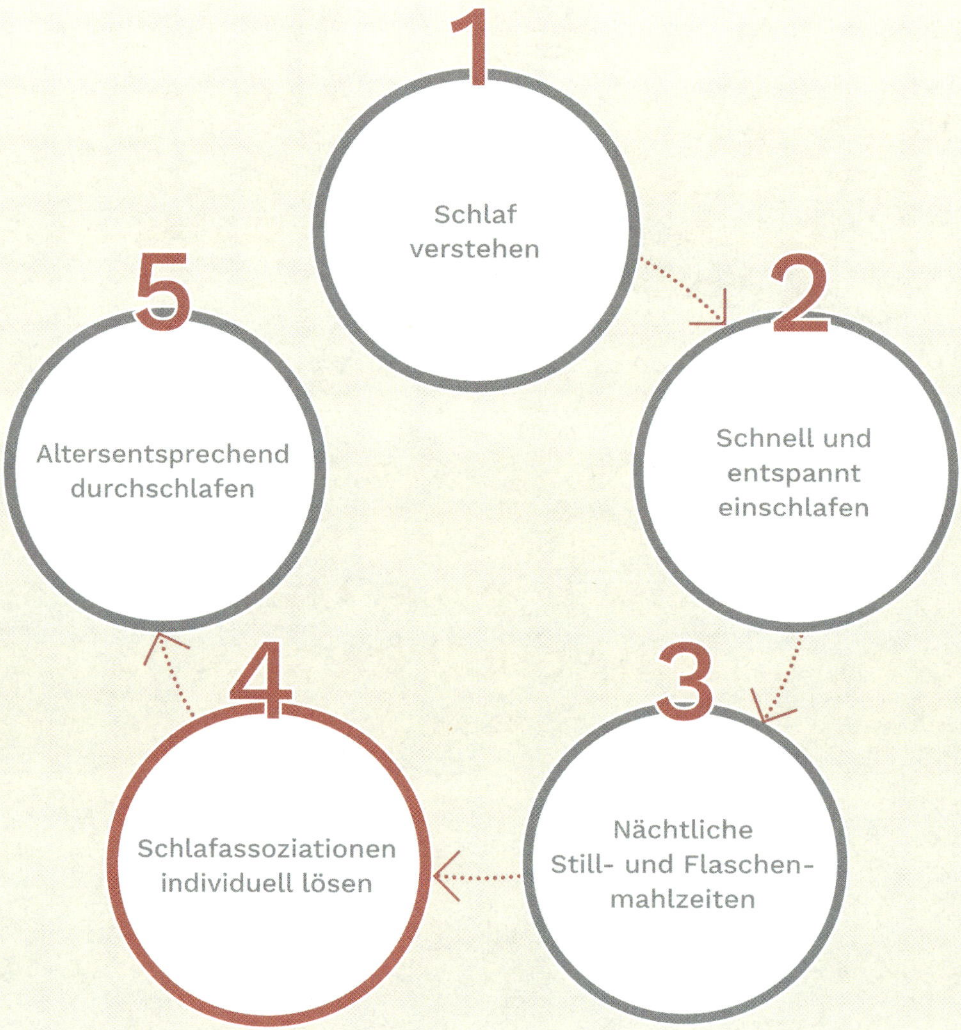

Nichts ist besonders schwer, wenn du es in kleine Aufgaben teilst.

HENRY FORD

1. Das erwartet dich in diesem Kapitel

Um ein Ziel zu erreichen, sind oft viele Einzelschritte und Etappenziele nötig. Stell dir nur einmal vor, du möchtest auf Deutschlands höchstem Berg, der Zugspitze, Skifahren. Bevor du tatsächlich oben auf der Piste stehst und die Abfahrt beginnen kannst, müssen ein paar Voraussetzungen gleichzeitig gegeben sein.

Du brauchst

* eine geeignete Ausrüstung,
* den Berg, in diesem Fall die Zugspitze (außer du wohnst bereits in Garmisch-Partenkirchen),
* einen Skipass, um nach oben zu kommen und
* die Fähigkeit, skizufahren oder alternativ einen Skilehrer.

Es genügt nicht, wenn nur ein Kriterium oder einige davon erfüllt sind. Erst das Zusammenspiel aus all diesen Voraussetzungen ermöglicht den geglückten Ausflug. Eine Ausrüstung allein ist zwar ganz nett, hilft dir aber ohne Berg nicht weiter. Die Zugspitze ohne Skipass kannst du nur von unten bewundern, und ein Skipass, ohne die Fähigkeit, Skifahren zu können, ist einfach nur ein Kostenfaktor und noch lange kein Ski-Erlebnis.

Damit ein Kind entspannt innerhalb weniger Minuten ein- und altersentsprechend durchschlafen kann, sind genauso wie beim Skifahren mehrere Voraussetzungen gleichzeitig notwendig. Das Hintergrundwissen, der richtige Zeitpunkt für das Schlafangebot, eine kindgerechte und sinnvolle Still- beziehungsweise Flaschensituation sowie das Lösen bestehender Schlafassoziationen.

Aus diesem Grund wirst du in diesem Kapitel lernen, wie du einen individuellen Schritt-für-Schritt-Plan erstellst, der euch zu eurem Schlafziel bringen wird. Das bedeutet, dass

* dein Kind altersentsprechend durchschlafen kann,
* dort, wo du es dir wünschst und
* mit einem Weg, der zu dir, deinen Werten und Erziehungsvorstellungen und natürlich zum Alter deines Kindes passt.

Damit dir das gelingt, lernst du in diesem Kapitel,

* wie du euer Schlafziel erreichen wirst,
* was die zehn erfolgreichsten Schlaflernmethoden sind,
* welche Ansätze für euch in Frage kommen,
* wie du dein Kind im Lernprozess am besten unterstützen und begleiten kannst,
* welche Faktoren für eure Zielerreichung entscheidend sind.

Klopf dir auf die Schulter und sei stolz auf dich!

An dieser Stelle möchte ich dich erneut einladen, euch selbst zu feiern. Ich weiß, du bist wahrscheinlich noch nicht am Ziel, aber definitiv auf einem sehr guten Weg dorthin. Und wie du ja ebenfalls weißt, sind für euer ganzheitliches Schlafziel mehrere Teilschritte notwendig.

Falls dir aktuell nicht nach Feiern zumute ist, kann ich dich beruhigen. Auch bei den Familien aus unserem Schlafcoaching kommt auf halbem Weg gern mal Frust auf. Das Ziel ist noch nicht erreicht, und es fällt schwer, das Licht am Ende des Tunnels wahrzunehmen. Was Eltern dabei oft aus den Augen verlieren, sind die Erfolge, die sie bereits erzielt haben. Das Gleiche gilt auch für meine Leserinnen, also für dich!

Wenn du bereits an Sicherheit gewonnen hast oder eure Latenz verkürzen konntest, ist das eine bemerkenswerte Leistung. Wenn du eure nächtliche Trinksituation schon in Angriff genommen hast, dann ist auch das ein Erfolg, auf den du stolz sein solltest.

Auch Zwischenerfolge sind ein Grund zum Feiern. Nimm sie bitte wahr und gönne euch einen Moment der Zufriedenheit. Ohne diese Zwischenerfolge könnten wir jetzt nicht so einfach den nächsten Schritt gehen.

Schlafplan Praxisteil

Falls du das vorherige Kapitel vollständig durchgearbeitet hast, kennst du diese Übung bereits. Mache sie bitte dennoch genauso gewissenhaft wie beim ersten Mal. Gut möglich, dass sich einige deiner Antworten verändert haben.

Falls dich das vorherige Kapitel nicht betraf und du es daher übersprungen hast, vertrau mir an dieser Stelle bitte, wenn ich dir sage: Du wirst euer Schlafziel deutlich leichter erreichen, wenn du diese Übung hier ernst nimmst und schriftlich beantwortest. Eine schriftliche Reflektion schafft Klarheit, nimmt Ängste und hilft dir dabei, die Sachlage objektiv und weniger emotional zu betrachten.

Ziele dieses Praxisteils

* Schlafassoziation(en) lösen (dein Kind benötigt eine bestimmte Einschlafhilfe, um ein- oder weiterschlafen zu können).
* Am Zielschlafort (Elternbett, Beistellbett, eigenes Bett etc.) ein- und weiterschlafen.
* Die Voraussetzung schaffen, damit dein Kind altersentsprechend durchschlafen kann.

Verstehe und formuliere deine Motivation

(Stichwort Nachtwächter und Urvertrauen)

Formuliere ein klares und positives Ziel

Beispiel: Ich wünsche mir für mein Kind, dass es entspannt in seinem Bettchen ein- und dort altersentsprechend durchschlafen kann. So, dass es die Fähigkeit hat, sich jederzeit die Menge an Schlaf zu nehmen, die es gerade braucht. Außerdem wünsche ich mir, dass mein Kind sich so sicher fühlt, dass auch mein Partner oder eine andere Bezugsperson es zu Bett bringen kann.

Verknüpfe dein Ziel emotional, damit es stark wird: Was gewinnt mein Kind?

Beispiel: eine bessere Schlafqualität, verbesserte Konzentrations- und Lernfähigkeit, eine ausgeschlafene und entspannte Mama, einen gut gelaunten Papa …

Was gewinne ich?

Beispiel: einen richtigen Feierabend, bessere Nächte, ein Liebesleben, einen TV-Abend, Zeit für Buch und Badewanne, Sport, mehr Selbstsicherheit ...

Was gewinnt mein Partner?

Beispiel: mich als entspanntere Person, Zeit für sich, ein Liebesleben, Entspannung in der Elternrolle ...

Was gewinnen wir als Paar?

Beispiel: eine Stärkung unserer Beziehung, eine neue Familienqualität, mehr Zweisamkeit, Raum für andere Gedanken …

Was kann im besten Fall passieren?

Was kann ich dafür tun, damit dieser beste Fall eintritt?

Ab wann? Wie werde ich anfangen?

Wer aus meinem Umfeld kann mich ggf. unterstützen, damit die Umsetzung für alle Beteiligten so einfach wie möglich wird?

Finde einen Satz, der dir Ruhe und Sicherheit gibt.

Beispiel: Alles gut, mein Schatz, ich bin bei dir. Wir schaffen das.

2. Die drei Ebenen der Schlafherausforderung

Bevor ich dir zeige, welche Möglichkeiten es für eure Zielerreichung gibt, stell dir bitte die Frage, auf welcher Ebene die Ursache für eure aktuelle Schlafsituation liegen könnte.

EBENEN DER SCHLAFHERAUSFORDERUNG

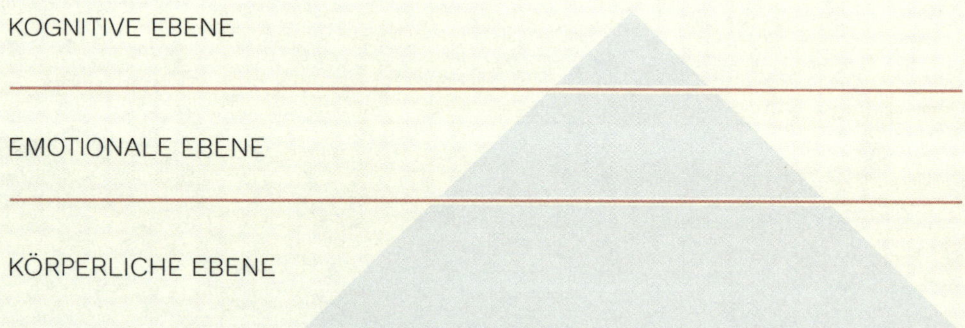

Die körperliche Ebene

Ist dein Kind krank? Bekommt es ein Medikament, das das Einschlafen erschwert, macht ein Zahn Ärger, oder ist eine Impfung noch nicht ganz verarbeitet?

Die emotionale Ebene

Gibt es etwas, das deinem Kind emotional zu schaffen macht? Eine plötzliche Fremdbetreuung, ein Umzug, eine neue Arbeitssituation der Eltern?

3. Entspannt einschlafen, glücklich aufwachen – los geht's

In den vorherigen Kapiteln hast du die Schlafbedürfnisse deines Kindes erkennen und verstehen gelernt. Du hast verstanden, wie wichtig der richtige Zeitpunkt für dein Schlafangebot ist. Im Idealfall ist es euch sogar schon gelungen, diesen Zeitpunkt zu finden, sodass dein Kind aktuell innerhalb weniger Minuten entspannt in den Schlaf findet. Außerdem konntest du hoffentlich – sofern das für euch ein Thema war – überdurchschnittlich häufiges Aufwachen aufgrund einer Still- beziehungsweise Flaschenassoziation reduzieren.

Der nächste Schritt, den wir nun gemeinsam machen werden, ist das eigenständige Einschlafen. Wahrscheinlich schläft dein Kind zurzeit noch mit der einen oder anderen Hilfestellung ein, oder es benötigt nachts eure Unterstützung beim Wiedereinschlafen. Was per se nicht schlecht, nur eben ungünstig ist, falls diese Hilfestellung dazu führt, dass der innere Nachtwächter deines Schatzes Alarm schlägt.

Woran du erkennst, ob es auf kognitiver Ebene noch etwas zu tun gibt? Das ist ganz einfach:

* Seid ihr schon an eurem Schlafziel angekommen?
* Schläft dein Kind schon altersentsprechend durch?
* Ist es schon dazu in der Lage, sich jederzeit die Menge an Schlaf zu nehmen, die es benötigt, um tagsüber gut gelaunt zu sein?

Falls ja, herzlichen Glückwunsch. Du kannst dieses Buch jetzt zuklappen, in dein Regal stellen und erst dann wieder rausholen, sollte es mal wieder unrund laufen.

Falls ihr jedoch noch nicht an eurem Schlafziel angekommen seid, lies gern weiter. In diesem Fall gibt es noch eine oder mehrere Schlafassoziationen, um die wir uns jetzt gemeinsam kümmern werden. Vorausgesetzt, du bist grundsätzlich bereit dazu, etwas zu verändern.

Du erinnerst dich an das Kapitel über den inneren Nachtwächter? Falls nicht, blättere bitte unbedingt zurück und lies dir diesen Abschnitt noch einmal aufmerksam durch. Diese Information ist der Dreh- und Angelpunkt. Sie ist das Wichtigste, das du verstanden haben solltest. Ich weiß, ich wiederhole mich in diesem Punkt, aber das mache ich ganz bewusst, weil ich aus Erfahrung weiß, dass es vielen Eltern durch die Wiederholung viel, viel leichter fällt, den Weg erfolgreich bis zum Ziel zu gehen.

ERINNERUNG

Nur wenn der innere Nachtwächter bei seiner Kontrolle dieselbe Situation vorfindet wie beim Einschlafen,

* können negative Schlafassoziationen aufgelöst werden,
* kann das Urvertrauen deines Sonnenscheins gestärkt werden,
* kann dein Kind altersentsprechend durchschlafen.

Für dich bedeutet das, dass du dein Kind auf sanfte, konsequente und liebevolle Weise im Lernprozess unterstützen darfst, sodass dein Schatz lernen kann, eigenständig in den Schlaf zu finden.

Wobei eigenständig nicht zwangsläufig allein heißt. Eigenständig kann für jedes Kind im Speziellen etwas anderes bedeuten. Während für manche Kinder bereits Co-Sleeping ohne Körperkontakt funktioniert, können andere Kinder tatsächlich erst dann entspannt altersgerecht durchschlafen, wenn sie ohne die unmittelbare Anwesenheit ihrer Eltern wegschlummern.

Meiner Erfahrung nach profitieren vor allem Kinder, die älter als zehn Monate sind, sehr davon, wenn sich ihre Eltern beim Einschlafen außerhalb ihres Sichtfeldes befinden.

Wie fühlst du dich gerade? Hast du Respekt vor dem Weg, der vor euch liegt? Hast du vielleicht sogar ein bisschen Angst, weil du eure Schlafsituation bereits in der Vergangenheit verbessern wolltest – leider mit nur mäßigem Erfolg? Falls ja, möchte ich dich bitten, dich zu entspannen, tief durchzuatmen und mir zu vertrauen. So, wie es dir vielleicht im Moment geht, ging es auch den allermeisten Eltern, die den Weg des eigenständigen Einschlafens noch vor sich hatten. Sie haben es trotzdem geschafft. Wie immer zählt: Eins nach dem anderen und bloß nicht den Kopf verlieren!

Im ersten Schritt verschaffen wir uns einen Überblick über die gängigsten Schlaflernmethoden, damit wir herausfinden, welcher Weg für dich und dein Kind der richtige ist. Was damals für deine Hebamme, deine Mutter oder Schwiegermama funktioniert hat, muss noch lange nicht zu dir und deiner Familie passen.

Ich bin mir sicher, dass es einen Weg gibt, mit dem du dich wohlfühlst und den du auch zu gehen bereit sein wirst. Für dein Kind, für dich und für euch als Familie. Damit ihr Entspannung in eure Schlafsituation und euren Alltag bringen könnt, um als Familie auch wieder Raum für schöne Themen zu haben.

Die kognitive Ebene

Hier befinden wir uns auf der Ebene der Schlafassoziationen und stellen uns die Fragen:

* Was hat dein Kind bisher über das Schlafen gelernt?
* Was hat es bisher noch nicht gelernt?
* Was hat es vielleicht gelernt, dass das Schlafen erschwert?
* Wie kannst du deinem Kind dabei helfen, neue und förderliche Dinge über das Schlafen zu lernen?

Genau an dieser Stelle, also an der kognitiven Ebene werden wir jetzt ansetzen.

4. Die erfolgreichsten Schlaflernmethoden

Es wird Zeit, auf die Zielgerade einzubiegen. Im Folgenden möchte ich dir die zehn gängigsten und auch wichtigsten Schlaflernmethoden vorstellen, darunter zwei Start- und acht Aufbaumethoden. Selbstverständlich steht es dir frei, direkt mit einer Aufbaumethode loszulegen.

Nach den folgenden Seiten wirst du eine Entscheidung darüber treffen können, welchen Weg du für dich und dein Kind wählen möchtest. Außerdem wirst du dir deinen individuellen Schritt-für-Schritt-Plan erstellen können. Unabhängig davon, für welche dieser Methoden du dich am Ende entscheidest, sei dir bewusst, dass es so etwas wie die einzig richtige Wahl nicht gibt. Was für deine Mutter richtig war, oder was deine Freundin für ihre Familie entscheidet, muss nicht automatisch auch zu euch passen.

Drei Startmethoden für den besonders sanften Einstieg

Ich möchte dich einladen, dir all diese Methoden sorgfältig und unvoreingenommen durchzulesen. Mach dich während der Lektüre frei von allem, was andere bisher zu dir gesagt haben oder was du in der Vergangenheit gehört und gelesen hast. Entscheidend ist allein, was dir dein Bauchgefühl sagt. Vertraue auf deine Instinkte. Du weißt intuitiv, was für dein Kind und dich am besten ist. Sobald du euren richtigen Weg gefunden hast, wird die Umsetzung einfach.

1. Familienbett – eher eine Entscheidung als eine Methode

Glücklich ein- und altersentsprechend durchschlafen geht auch im Familienbett. Auch wenn es sich manchmal etwas schwierig gestaltet. Wie herausfordernd dieser Prozess wird, hängt davon ab, welche Aspekte des Einschlafens dein Kind mit einer negativen Schlafassoziation verknüpft hat.

Grundsätzlich kann jedes Kind im Familienbett altersentsprechend durchschlafen. Voraussetzung hierfür ist, dass

* es keine Einschlafhilfe gibt, die zu einer Schlafassoziation geführt hat (wie du weißt, kann jede Einschlafhilfe zu einer Schlafassoziation führen, muss aber nicht)
* oder die mit einer Schlafassoziation verbundene Einschlafhilfe die ganze Nacht bestehen bleibt (du legst dich mit deinem Kind ins Bett und bleibst dort liegen)
* oder die mit der Einschlafhilfe verbundene Schlafassoziation aufgelöst wird

Der dritte Punkt ist der, an dem du ansetzen kannst, wenn eine Schlafassoziation vorliegt, die du gern auflösen möchtest.

In diesem Fall legst du dein Kind wie gewohnt zu dir ins Familienbett und unterstützt es auf liebevolle Art und Weise im Lernprozess, bis jegliche Schlafassoziation der Vergangenheit angehört. Das können eine oder mehrere sein. Welcher Fall auf euch zutrifft, weißt du, wenn du dir überlegst, was genau du nachts machen musst, damit dein Kind beim unvollständigen Erwachen weiterschlafen kann. Stillen? Nuckeln? SchSch-Geräusche? Singen? Streicheln? Tätscheln?

Möglichkeiten gibt es viele. Finde heraus, was bei euch die Assoziation auslöst und schleiche sie sanft aus. Entweder über die Hands-on-Methode oder über das Ausschleichen.

2. Substituieren beziehungsweise Ersetzen

Beim Substituieren tauschst du eine bewährte Einschlafhilfe durch eine andere weniger emotionale Einschlafhilfe aus. Insbesondere beim Einschlafstillen, dem Einschlafen auf dem Arm oder in einer Tragehilfe kann diese Methode im ersten Schritt sinnvoll sein. Sie lindert deine Angst vor dem Start und macht dir diesen somit einfacher.

Beispiele für das Substituieren:

* Kinderwagen ersetzt Einschlafstillen
* Kinderwagen ersetzt Tragen auf dem Arm
* Co-Sleeping mit oder ohne Körperkontakt ersetzt Einschlafen an der Brust
* Streicheln im Bett ersetzt Tragen auf dem Arm
* Einschlafen auf dem Arm ersetzt Federwiege
* Hand auf dem Körper ersetzt akustische Reize, wie etwa weißes Rauschen, Musik, Singen und vieles mehr

Wie du siehst, sind den Beispielen kaum Grenzen gesetzt. Falls du eure Einschlafhilfe hier in dieser Auflistung nicht finden solltest, stell dir einfach folgende Fragen:

* Wie ist mein Kind in der Vergangenheit bereits das eine oder andere Mal ohne unsere typische Einschlafhilfe eingeschlafen?
* Wie könnte mein Kind noch einschlafen, ohne dass wir unsere typische Einschlafhilfe nutzen?

Ich bin davon überzeugt, dass dir ein Ersatz einfallen wird. Wichtig ist, dass du etwas wählst, von dem du dir sicher bist, dass es euch den ersten Schritt so einfach wie möglich macht.

Danach kannst du zum Beispiel in die Fading-, die Pick-up, Put-down-, die Give- me-Space oder die Aus-dem-Zimmer-Methode übergehen. In der Regel nach drei, spätestens jedoch nach fünf Tagen.

3. Fading beziehungsweise Ausschleichen

Beim Fading, auch Ausschleichen genannt, reduzierst du eure größte Einschlafhilfe Stück für Stück innerhalb weniger Tage.

Auch bei diesem Ansatz empfehle ich dir, spätestens nach drei bis fünf Tagen in den nächsten Grad des Ausschleichens überzugehen oder zu einer anderen Methode zu wechseln, die euch weiter in Richtung Ziel bringt. Insbesondere beim überdurchschnittlich häufigen Stillen/Flaschegeben kannst du mit dieser sehr sanften Methode eine langsame Reduzierung erreichen. Aber auch für andere emotional stark verknüpfte Einschlafhilfen kann das langsame Ausschleichen sinnvoll sein. Nur Mut! Dein Kind wird sich leichter tun, als du im Moment vielleicht vermutest.

Beispiele für das Ausschleichen:

* Starkes Wippen in der Federwiege wird zu leichtem Wippen in der Federwiege, wird zu keinem Wippen und dann Methodenwechsel (zum Beispiel auf den Arm nehmen (Substituieren) oder gleich ins Bettchen bringen und nach den Methoden Pick-up, Put-down, Give me Space oder Aus dem Zimmer vorgehen).
* Pucken, zunächst ein Arm raus, dann den anderen Arm, dann ein Bein raus, dann das andere Bein, anschließend locker pucken, zuletzt gar nicht mehr pucken.
* Schnuller oft wird zu Schnuller tagsüber reduzieren, wird zu Schnuller beim Einschlafen ausschleichen (zum Beispiel immer wieder beim Wegdämmern sanft entziehen), wird zu Schnuller zum Schlafen nicht mehr anbieten.
* Co-Sleeping im Familienbett mit Körperkontakt wird zu Co-Sleeping mit weniger Körperkontakt, wird zu Co-Sleeping mit etwas Abstand, wird zu Co-Sleeping mit größerem Abstand. Anschließend ggf. den nächsten Schritt planen. Je nach Ziel kann das das Beistellbettchen, das eigene Bett oder sogar das eigene Bettchen im eigenen Zimmer sein.
* Tragen mit oder ohne Tragehilfe mit Einschlafen auf dem Arm wird ausgeschlichen, indem das Kind weiterhin getragen, aber immer etwas früher, also etwas wacher abgelegt wird. Idealerweise gleich am Zielschlafplatz.
* Stillen und Flasche ausschleichen beziehungsweise auf ein sinnvolles Maß reduzieren (siehe Kapitel 3) und vieles mehr.

FÜR ALLE FADING-VARIANTEN GILT:

Du kannst sie als ersten Schritt nutzen, um euch den Start zu erleichtern. Wichtig zu beachten ist, dass du den jeweils nächsten Schritt immer möglichst zügig umsetzt. Spätestens nach drei bis fünf Tagen, wie du ja bereits weißt. Ansonsten besteht das Risiko, dass ihr ins Stocken geratet, an Motivation und Schwung verliert und am Ende nichts gewonnen habt.

Ansätze, mit denen du dein Kind direkt in dein oder (s)ein Bettchen legen kannst

Unabhängig davon, ob du das Familienbett wählst, mit dem Fading oder Substituieren startest oder dich gleich für einen der folgenden Ansätze entscheidest, wirst du recht schnell an den Punkt gelangen, an dem du deinem Kind den nächsten Lernschritt ermöglichen möchtest, nämlich in (s)einem Bett einzuschlafen. Mit der schönen Konsequenz, dass dein Schatz dort auch altersentsprechend durchschlafen kann.

Denn am Ende des Tages wird dein Kind nur im Bett lernen können, auch im Bett einzuschlafen. Es wird weder auf dem Arm noch in der Trage, noch mit sonstiger Hilfestellung lernen, eigenständig in (s)einem Bett einschlafen zu können, solange du ihm nicht die Möglichkeit gibst, diese Erfahrung zu machen. Anders ausgedrückt: Du darfst dein Kind im Lernprozess unterstützen, damit es alle Fähigkeiten bekommt, in einem Bett einschlafen zu können und zu erfahren, dass Schlaf etwas Schönes, Natürliches und Einfaches ist. Sobald das geschafft ist, wird dein Sonnenschein immer in der Lage sein, sich genau die Menge an Schlaf zu nehmen, die er für seine gesunde Entwicklung braucht.

Die gute Nachricht lautet: Wenn dein Kind bereits einmal in der Vergangenheit in seinem Bettchen eingeschlafen ist, kann es das auch wieder. Und wenn es beispielsweise aktuell eines seiner Schläfchen im Bett macht und die anderen Schläfchen woanders, kann es grundsätzlich auch immer im Bettchen schlafen.

Du hast die Erfahrung gemacht, dass es für das Kind schwer ist, im Bett einzuschlafen? Ja, das kann sein. Allerdings stellt sich an diesem Punkt die Frage, woran das überhaupt liegt und – viel wichtiger –, warum es in der Vergangenheit vielleicht schon mal geklappt hat. Auch wenn es nur ein einziges Mal war. Wenn das Einschlafen in einem Bettchen bereits einmal funktioniert hat, wie kann es dann wieder so gut laufen? Was war damals anders? Vielleicht erinnerst du dich?

Die häufigsten Ursachen für erschwertes Einschlafen sind

- ein Schlafangebot zum falschen Zeitpunkt, also entweder zu früh oder zu spät,
- eine innere Haltung: Wenn du angespannt bist, oder sogar Angst hast, spürt dein Kind das sofort.

Mit diesem Wissen kannst du jetzt vergleichsweise entspannt durchstarten, da du den richtigen Zeitpunkt mittlerweile ganz gut einschätzen kannst. Außerdem hoffe ich sehr, dass dich die bisherige Lektüre darin bestärken konnte, gelassener an eure Schlafsituation heranzugehen.

Sieben Methoden, mit denen dein Kind lernt, in (s)einem Bettchen einzuschlafen

Sie alle haben das gleiche Ziel, nämlich dich und dein Kind bei der Erreichung eurer Ziele zu unterstützen. Du wirst feststellen, dass sie sich teilweise nur minimal unterscheiden und im Wesentlichen sehr ähnlich sind. Verschaffe dir einen Überblick und achte darauf, mit welchem Ansatz du dich am wohlsten fühlst.

1. Hands-on bzw. Pick-up, Put-down

Die Hands-on- bzw. Pick-up- oder Put-down-Methode ermöglicht deinem Kind ein begleitetes Lernen mit Hilfestellung.

Dafür legst du dein Kind wach ins Bettchen. Ob es sich dabei um das Beistellbettchen oder ein Kinderbett handelt, oder ob es im Elternschlafzimmer oder in seinem eigenen Zimmer steht, spielt keine Rolle. Hauptsache, in ein Bett, und Hauptsache, konsequent. Wichtig ist, dass du dein Kind im Lernprozess stets begleitest und unterstützt. Damit gibst du deinem Kind, was ihm guttut, nämlich

Nähe und Sicherheit, ohne dass du in alte Verhaltensmuster zurückfällst. Dein Schatz erhält die Chance, das Einschlafen in (s)einem Bettchen zu lernen. In der Gewissheit, dass du bei ihm bist.

Beispiele für die Hands-on-Methode: Du legst dein Kind (halb) wach in sein Bettchen, setzt dich auf einen Stuhl und wartest erst einmal ab. Möglichst ohne Blickkontakt aufzunehmen, da dieser auf Kinder oft animierend wirkt und gern als Aufforderung zum Spielen verstanden wird.

Folgende Szenarien können sich daraufhin ergeben:

* **Dein Kind turnt im Bett:** Lass es ruhig erst einmal turnen. Insbesondere in Phasen, in denen Kinder motorische Fortschritte machen, ist das ganz normal und auch wichtig. Lass die Turnübungen daher für etwa zehn bis 20 Minuten zu, bis du es wieder liebevoll hinlegst. Gut möglich, dass ihr dieses Spielchen an den ersten Tagen eine Zeitlang wiederholt, bis dein Kind einschläft. Vielleicht auch, weil es sich selbst in seinem Bett schon einige Wochen nicht mehr erfahren durfte, ist diese Situation spannendes Neuland, das es zu entdecken gilt. Solange es deinem Schatz gut geht, ist alles in bester Ordnung. Nimm Abstand, sei passiv, entspanne dich und beobachte unauffällig und gelassen.

* **Dein Kind fängt an zu quengeln:** Lass es erst einmal ein bisschen quengeln. Wahrscheinlich ist es jetzt müde und erwartet seine gewohnte Einschlafhilfe. Lege dein Kind sanft hin, sage ihm, dass du da bist und dass es jetzt lernen darf (nicht muss), in seinem Bettchen einzuschlafen.

* **Dein Kind steht wieder auf:** Wiederhole das sanfte Hinlegen und bleibe entspannt. Rede deinem Kind leise und liebevoll gut zu, wenn du das Gefühl hast, dass es für eine beiderseitige Entspannung sorgt. Falls nicht, kannst du dein beruhigendes Mantra auch gedanklich aufsagen, um dich zu erden. Ein entspanntes Elternteil wird es deinem Kind enorm erleichtern, selbst herunterzufahren. Setze dich anschließend wieder auf deinen Stuhl.

* **Dein Kind fängt an zu weinen:** Warte einen kleinen Moment. Atme tief durch und entspanne dich. Überlege dir, warum dein Kind weint. Ist es hungrig? Ist es wütend? Ist es traurig? Ist es müde und möchte seine bekannte Einschlafhil-

fe? Wenn dein Kind keinen Hunger oder Durst hat und du in seiner Nähe bist, geht es deinem Kind gut. Beruhige dein Kind möglichst im Bett und mache hierfür so viel wie nötig und so wenig wie möglich. Weniger ist oft mehr.

* **Dein Kind weint stark und es gelingt dir nicht, es im Bett zu beruhigen:** Bleibe innerlich entspannt, dadurch machst du es euch einfacher. Nimm dein Kind hoch und beruhige es auf deinem Arm. Lege es sanft wieder ab, sobald es ihm wieder absolut gut geht. Wiederhole diesen Vorgang, falls nötig.

* **Dein Kind lässt sich auch auf deinem Arm nicht beruhigen:** Lass deinen Partner übernehmen oder nutze einen Separator, entsprechend der Reaktionsstufen. Zu ihnen kommen wir gleich.

DIE HANDS-ON-METHODE

Die Hands-on-Methode ist grundsätzlich für alle Babys geeignet und führt insbesondere im Alter zwischen sechs und zwölf Monaten sehr einfach und schnell zum Erfolg.
Dies gilt vor allem dann, wenn ihr bereits eine kurze Latenz habt und du innerlich absolut klar bist.

2. Begleitetes Beruhigen

Bei dieser Methode legst du dein Kind wach in sein Bettchen, während du entweder danebensitzt oder etwas entfernt davon.

Anders als bei der Hands-on-Methode beruhigst du dein Kind idealerweise immer in seinem Bettchen. Dein Kind weiß zu jeder Zeit, dass du da bist und dass ihm nichts passieren kann. Um Sicherheit und Ruhe zu vermitteln und deinem Kind gleichzeitig das Einschlafen in seinem Bettchen zu erleichtern, bist du so passiv wie möglich. Während du zu jeder Zeit darauf achtest, wie es deinem Kind geht und falls nötig, entsprechend den Reaktionsstufen (zu ihnen kommen wir gleich) handelst. Solltest du das Gefühl haben, dass deine Anwesenheit dein Kind zum Spielen oder Interagieren animiert, wähle einen Sitzplatz, der etwas entfernt ist. Vielleicht sogar außerhalb seines Sichtfelds. Das macht es vielen Kindern deutlich leichter, zur Ruhe zu finden. Vielleicht ist das auch bei euch so?

3. Sit-In

Der Beginn der Sit-in-Methode ist vergleichbar mit der Hands-on-Methode. Du stellst dir einen Stuhl neben das Bettchen deines Kindes und wartest ab.

Auch hier achtest du zu jeder Zeit darauf, wie es deinem Kind geht und reagierst entsprechend der Reaktionsstufen. Der einzige Unterschied zum vorherigen Ansatz liegt in einem abweichenden Ziel. Dieses besteht von Anfang an darin, dass du es deinem Kind ermöglichst, wirklich eigenständig einzuschlafen. Aus diesem Grund entfernst du dich jeden zweiten bis dritten Tag ein bisschen weiter vom Bett deines Kindes. Immer so schnell und so weit, wie es sich für euch beide richtig anfühlt. Das machst du so lange, bis du entweder bei oder sogar vor der Tür angekommen bist.

Selbstverständlich gilt auch in diesem Fall: Solltest du das Gefühl haben, dass deine Anwesenheit dein Kind zum Spielen oder Interagieren animiert, wähle einen Sitzplatz, der etwas weiter entfernt ist. Vielleicht sogar außerhalb seines Sichtfelds. Die Wahrscheinlichkeit ist hoch, dass es deinem Kind dann leichter fällt, zur Ruhe zu kommen.

4. Give me Space

Genau wie bei den vorherigen Methoden weiß dein Kind auch hier, dass du da bist. Du legst es wach oder halbwach in sein Bettchen und nimmst etwas Abstand. Mit oder ohne Stuhl und etwas mehr als bei den beiden vorherigen Ansätzen.

Du suchst dir gleich zu Beginn einen Platz, der nicht unmittelbar am Bett oder in der Nähe des Bettchens ist. Auf dem Sofa vielleicht? Hinter dem Schrank? Am Ende des Zimmers? Oder vielleicht sogar gleich vor der Tür? Hauptsache, du bist da, aber gleichzeitig kein potenzieller Spielgefährte. Nichtsdestotrotz vermittelst du Sicherheit und Geborgenheit – immer in der Gewissheit, dass du da bist und dass es deinem Kind gut geht. Dabei bleibst du so passiv wie möglich. Natürlich achtest du trotz aller Passivität zu jeder Zeit darauf, wie es deinem Kind geht und agierst entsprechend der Reaktionsstufen. Erfahrungsgemäß ist dieser Ansatz insbesondere für Babys ab dem elften Lebensmonat sehr schnell zielführend. Und für Kleinkinder sowieso. Deine innere Haltung spielt auch bei dieser Etappe unseres gemeinsamen Weges eine entscheidende Rolle. Sei klar und strahle Sicherheit aus, dann wird es einfach.

Vielen Vätern und Müttern, die sich für diesen Ansatz entschieden haben, hat es geholfen, sich eine Beschäftigung zu suchen. Möglicherweise fühlt es sich für dich gut an, dich einer Tätigkeit zu widmen, die dich beruhigt und die deinem Kind gleichzeitig vermittelt: Ich bin da. Du könntest zum Beispiel die Wäsche zusammenlegen, vor der Zimmertür bügeln, die Geschirrspülmaschine ausräumen oder ein paar Sit-ups machen? So kann dich dein Kind hören und du bist automatisch entspannter.

5. Aus dem Zimmer

Bei dieser Methode legst du dein Kind nach einer liebevollen und entspannenden Abendroutine wach in sein Bettchen. Im Anschluss an euer gewohntes Ritual verlässt du das Zimmer. Du kannst die Zimmertür ruhig einen Spalt offenlassen und dich dann vor der Tür positionieren, um jederzeit reagieren zu können.

Vielen Eltern hilft auch bei diesem Ansatz eine kleine Beschäftigung. Du erinnerst dich? Wenn du entspannt bist, überträgt sich das auf deinen Schatz. Also schnapp dir ruhig die Bügelwäsche der vergangenen Woche und bügle vor der Zimmertür. Oder singe vor dich hin, während du deine Nägel feilst. Alles ist gut, was dein Gedankenkarussell in Zaum hält.

Selbstverständlich kannst, darfst und sollst du zu jeder Zeit reagieren, sobald du das Gefühl hast, dass dein Kind dich braucht. Deinem Kind soll es im Lernprozess so gut wie nur irgend möglich gehen. Genauso wie dir.

Und genau das ist der riesige Unterschied zur bekannten und umstrittenen Ferber-Methode. Bei der Ferber-Methode würdest du den Raum verlassen und ausschließlich auf die Uhr achten. Ungeachtet dessen, wie es deinem Kind in diesem Moment geht.

Bei der Aus-dem-Zimmer-Methode steht das Wohl deines Kindes im Vordergrund, nicht die Uhr. Du achtest zu jeder Zeit genau darauf, wie es deinem Kind geht und handelst entsprechend der Reaktionsstufen. Danach verlässt du erneut das Zimmer und wiederholst den Vorgang, so oft, bis dein Kind eingeschlafen ist. Immer vorausgesetzt, du fühlst dich mit diesem Ansatz wohl. Wenn nicht, ist er nicht der richtige für euch.

Meiner Erfahrung nach ist dieser Weg vor allem für die Kinder geeignet, die schwer zur Ruhe finden. Häufig in Phasen, in denen sie mit ihren Eltern interagieren wollen, sobald diese im Raum sind.

Für diese Kinder kann diese Herangehensweise ein wahrer Segen sein. Die Abwesenheit des Reizes Eltern hilft ihnen dabei, herunterzufahren und entspannt einzuschlafen. Ähnlich, wie wir Erwachsenen auch einschlafen. Genau wie bei den beiden vorherigen Methoden kann es gut sein, dass dir auch bei diesem Weg ein kleines Ablenkungsprogramm hilft, Gelassenheit zu wahren.

Grundsätzlich ist diese Methode für die meisten Kinder viel schneller zielführend, als ihre Eltern glauben. Außer sie befinden sich gerade in einer Fremdelphase. In diesem Fall würde ich euch – je nach Ziel und Wohlfühlbereich – definitiv einen der vorhergehenden Ansätze empfehlen.

6. Die Luftmatratze – gut bei kleinen Kletterkünstlern

Auch bei der Luftmatratzen-Methode legst du dein Kind wach in ein Bettchen. In diesem Fall in sein eigenes Bettchen in seinem eigenen Zimmer. Du selbst legst dich mit etwas Abstand auf eine (Luft-)Matratze, mindestens so lange, bis dein Kind eingeschlafen ist. Vielleicht auch die ganze Nacht.

Sinn und Zweck dieser Methode ist es, insbesondere Kleinkindern den ersten Schritt ins eigene Bett zu erleichtern. Vor allem dann, wenn sie Angst davor haben. Oder wenn sie noch nie die Erfahrung gemacht haben, in ihrem Bett einzuschlafen. Wie bei allen anderen Ansätzen machst du auch hier immer so viel wie nötig und so wenig wie möglich, damit es deinem Kind gut geht. Entsprechend der Reaktionsstufen.

Sobald dein Kind souverän in seinem eigenen Bettchen einschlafen kann, kannst du in die Give-me-Space- oder in die Aus-dem-Zimmer-Methode wechseln, damit ihr sowohl eine entspannte Ein- als auch eine altersentsprechende Durchschlafsituation erreicht.

7. Still zurück – gut bei diskussionsfreudigen Kleinkindern

Bei der Still-zurück-Methode legst du dein Kind wach in sein Bettchen und verlässt das Zimmer.

Sobald dein Kind aus seinem Bettchen klettert und zu dir tappst, nur um noch kurz zu spielen, zu essen oder ein weiteres Buch vorgelesen zu bekommen, begleitest du dein Kind mit liebevoller Klarheit und Konsequenz zurück in sein Zimmer und in sein Bettchen. Es wird euch helfen, wenn du deinem Kleinkind schon vor dem Zubettgehen erklärst, dass es ab heute tatsächlich eigenständig in seinem Zimmer einschlafen darf. (Eigenständig, nicht allein, darf, nicht muss). Entscheidend ist, dass du selbst davon überzeugt bist, den perfekten Zeitpunkt gefunden zu haben. Dein Schatz wird diese Sicherheit wahrnehmen und erkennen, dass du es gut mit ihm meinst und dass du gleichzeitig bei deiner Entscheidung bleiben wirst. Vielleicht anders als bei vorherigen Versuchen?

Eine klare Entscheidung und eine sichere Haltung sind für alle Kinder und für alle Ansätze von Bedeutung. Insbesondere im Umgang mit Kleinkindern sind sie jedoch essenziell für den Erfolg. Denn nicht selten haben die kleinen Läufer bereits mehrfach die Erfahrung gemacht, dass sich eine gute Strategie, gepaart mit etwas Verhandlungskunst, durchaus lohnen könnte.

Selbsterfahrung im (eigenen) Bett

Die meisten Kinder, die seit langer Zeit mal wieder die Gelegenheit bekommen, in einem Bett einzuschlafen, möchten ihre Umgebung zunächst erst einmal genau kennenlernen. Die Situation ist spannend und lädt zum Erkunden ein. Es ist daher vollkommen normal, dass sich Kinder in ihrer Umgebung erfahren wollen. Insbesondere wenn sie in der Vergangenheit an einem Ort eingeschlafen sind, der ihnen weniger Bewegungsfreiraum ließ. Das könnte bei einem Gymnastikball, in der

Trage oder Federwiege der Fall gewesen sein. Die neue Bewegungsfreiheit weckt den Entdeckerdrang eures Schatzes, der seine neue Umgebung nun kennenlernen und ausprobieren möchte.

Abhängig davon, wie weit ihre Motorik bereits ausgebildet ist, setzen sie sich auf, schaukeln vor und zurück oder stellen sich sogar hin. Nicht selten fühlen sich die Eltern durch diesen Erkundungs- und Bewegungsdrang gestresst. Immerhin wünschen sie sich, dass ihr Nachwuchs einschläft und nicht herumturnt.

Solltest du die Erfahrung machen, dass du dein Kind schläfrig ins Bett legst und es dann wieder munter wird, um sich in seiner Umgebung zu erforschen, nimm das bitte mit Gelassenheit hin. Dein Kind legt ein absolut normales und zu erwartendes Verhalten an den Tag. Das Gute ist: Nach ein paar Tagen wird das motorische Auf und Ab langweilig, weil es dann zur neuen Normalität und zu einem neuen Bereich der Komfortzone geworden ist. Das Einschlafen geht dann zügiger.

Bis es so weit ist, gib deinem Kind und dir Zeit. Lass es sich aufsetzen, lass es aufstehen und lege es nach einer Weile immer wieder liebevoll hin. Anschließend begibst du dich – entsprechend eurer gewählten Methode – erneut an deinen Ausgangspunkt zurück. Das kann ein Stuhl neben dem Bettchen sein, neben der Tür, oder auf einer Matratze. Diesen Vorgang wiederholst du, bis dein Kind eingeschlafen ist. Bei den ersten Anläufen kann dieser Prozess ein Weilchen dauern. Viele Eltern berichten von 20 bis 40 Minuten innerhalb der ersten drei Tage.

Jetzt stellt sich die Frage, wie dein Kind auf die neue Einschlafsituation reagieren wird. Was meinst du?

5. Wie du dein Kind im Lernprozess begleitest – deine Handlungsmöglichkeiten

Ganz unabhängig davon, welchen Weg und welche individuellen Schritte ihr gehen wollt, möchte ich dich nun dazu ermutigen, dir zu überlegen, wie du in welcher Situation reagieren möchtest. Jede möglicherweise eintretende Herausforderung, die du im Kopf schon einmal durchgespielt hast, kann dich später nicht mehr überraschen oder verunsichern.

Weniger ist mehr

Auch in diesem Zusammenhang kann ich nicht oft genug betonen, dass ihr die Strategie auswählt, die sich für euch stimmig anfühlt. Dabei spielt es keine Rolle, ob ihr mehrere kleine oder nur einen großen Schritt machen wollt. Wichtig ist allein, dass ihr euer Ziel fest vor Augen habt und am Ball bleibt.

Je nachdem, wie alt dein Kind ist, wie viele eher halbherzige Lösungsversuche schon hinter euch liegen und wie klar deine innere Haltung ist, wird dein Kind unterschiedlich reagieren. Vielleicht wird dein Schatz seit Wochen oder Monaten zum ersten Mal die Erfahrung machen, (wieder) im Liegen einschlafen zu dürfen? In (s)einem Bett?

Fakt ist: Dein Kind macht eine neue Lernerfahrung, auf die es auf die eine oder andere Art reagieren wird. Im Idealfall schläft es unmittelbar zufrieden ein, so wie du es dir wünschst. Es kann aber auch gut sein, dass dieser neue Lernschritt erst einmal gewöhnungsbedürftig ist. Immerhin hast du die vergangenen Wochen alles unternommen, um deinem Kind auf eine bestimmte Weise in den Schlaf zu verhelfen. Die dadurch entstandenen Schlafassoziationen werden wir nun gemeinsam lösen und dein Schatz wird sehr wahrscheinlich darauf reagieren.

Quengeln als Kommunikationsmittel

Viele Kinder, die eine neue Einschlafsituation erleben, verstehen die Absicht ihrer Eltern nicht sofort. Schließlich ändert sich ihre gewohnte Einschlafroutine. Die Reaktionen der Kinder fallen ganz unterschiedlich aus.

Es kann sein, dass dein Kind weinerlich wird, sobald es sich in (s)einem Bettchen erprobt hat. Oft ist das ein deutliches Zeichen dafür, dass es müde ist und jetzt gern einschlafen möchte. Weil es noch nicht weiß, wie das ohne seine gewohnte Einschlafhilfe funktioniert, wird es dich bitten, nun eure übliche Routine einzuleiten. Weil dein Kind noch nicht oder nicht gut sprechen kann, wird es im Rahmen seiner Möglichkeiten kommunizieren – mit Jammern, Quengeln, leichtem Weinen und lautem Weinen.

VERSUCHE ZU VERSTEHEN, WAS DIR DEIN KIND MIT SEINEM QUENGELN ODER WEINEN TATSÄCHLICH SAGEN MÖCHTE:

* Mama/Papa, ich bin müde. Bitte gib mir meine Einschlafhilfe, damit ich schlafen kann.
* Mama/Papa, ich habe noch Hunger/Durst, bitte gib mir was zu trinken.
* Mama/Papa, ich kenne diese Situation nicht. Was soll ich hier?
* Mama/Papa, ich spüre deine Unsicherheit, das macht mir Angst.

Bewusste Reaktionen vermitteln Sicherheit

Die Natur hat es so eingerichtet, dass wir dazu neigen, bei jedem Geräusch unserer Kinder instinktiv zu reagieren. Was in vielen Lebensbereichen überlebenswichtig ist, kann im Umgang mit unliebsamen Schlafassoziationen eher hinderlich sein. Vielleicht geht es dir ja auch so, dass du dein Kind beim leisesten Mucks sofort aus seinem Bettchen hebst? Möglicherweise verspürst du schon beim kleinsten Jammern eine wachsende Unruhe oder Unsicherheit?

Diese tief in uns verwurzelten Verhaltensmuster könnten unter anderem dafür verantwortlich sein, dass dein Schatz im Moment noch nicht souverän in (s)einem Bettchen einschlafen kann. Nachdem dir mittlerweile bewusst ist, dass dein Kind nur im Bett lernen wird, auch im Bett einzuschlafen, ist es an der Zeit, deine Reaktionen ab jetzt bewusst zu hinterfragen und dir eine neue Verhaltensweise zu erlauben.

Um die Ebene des Unbewussten und automatischen Reagierens zu verlassen und deinem Kind eine erfolgreiche Lernchance zu ermöglichen, genügt es vielleicht schon, dein eigenes Verhalten bewusst zu beobachten und zu hinterfragen. Beschäftige dich außerdem mit der Frage, wie du künftig reagieren möchtest.

REAKTIONSSTUFEN

SEPARATOR
Dein Kind in eine andere Situation bringen
(Partner, Buch, Mobile …)

DEIN KÖRPERKONTAKT – DEIN KIND SPÜRT DICH
Finger, Hand auf Körper, Streicheln,
Klopfen, Co-Sleeping, Tragen,
Tragen mit Ausfallschritt

DEINE STIMME – DEIN KIND HÖRT DICH
Sch … Sch … Sch …,
Singen

DEINE ANWESENHEIT
An der Tür, zwischen Tür
und Bett, am Bett

Mach immer so viel wie nötig, damit es deinem Kind gut geht und gleichzeitig so wenig wie möglich.

Selbstverständlich ist alles erlaubt, was deinem Kind guttut und euch gleichzeitig die Möglichkeit gibt, eine neue Lernerfahrung zu machen, die euch weiter in Richtung Ziel bringen wird. Immer in eurem Tempo. Immer auf sanfte Art und Weise und mit liebevoller Konsequenz. Außerhalb der Komfortzone und innerhalb der Lernzone.

MACH DIR GANZ KONKRET GEDANKEN DARÜBER, WIE DU IN WELCHER SITUATION REAGIEREN WIRST.

Folgende Fragen können dir helfen:

* Was wirst du machen, wenn dein Kind jammert?
* Was wird deinem Kind guttun, während es gleichzeitig die Chance bekommt, eine neue Schlaferfahrung zu machen?
* Wie wirst du reagieren, sollte es weinen?
* Was ist nötig, und was ist vielleicht sogar eher zu viel?
* Wie kannst du erkennen, was dir dein Kind sagen möchte?
* Wer kann dich ggf. unterstützen?
* Wen kannst du übernehmen lassen, wenn du eine Pause brauchst?
* Was kann dein Kind sofort in einen anderen emotionalen Zustand bringen? Es ablenken (Separator), wenn du die Befürchtung hast, es könnte in die Panikzone gleiten? Ein kleines Licht, ein gemeinsamer Blick aus dem Fenster, ein Streicheln des Haustieres?

Bestimmt hast du eine gute Idee.

6. Warum deine innere Haltung für euren Erfolg entscheidend ist

Sobald du euren Weg Schritt für Schritt schriftlich geplant und dir Gedanken gemacht hast, welche Strategien du in welcher Situation anwenden möchtest, kannst du mit der Umsetzung beginnen. Du bist jetzt so weit.

Nun gilt es nur noch die optimalen Rahmenbedingungen zu schaffen, damit dieser erste Schritt für euch so einfach wie möglich verläuft.

Finde den richtigen Zeitpunkt für den Start und sorge für eine entspannte Atmosphäre:

* Grundsätzlich ist ein entschlossener Start heute besser als ein halb entschlossener Start morgen.
* Zu welcher Zeit schläft dein Kind in der Regel am leichtesten ein? Bei den meisten Kindern ist das zum ersten Tagschlaf. Bei manchen aber auch abends.
* Wann hast du die besten Nerven? Wann bist du innerlich am gelassensten und entspanntesten?
* Andere wichtige Bezugsperson? Oder bist du lieber mit deinem Kind allein?
* Dunkle, wenn möglich, das Zimmer ab und sei innerlich entschlossen.

Zwischen Reiz und Reaktion liegt der entscheidende Unterschied – deine Bewertung

Das ABC-Modell nach Albert Ellis besagt, dass unsere unbewusste Beurteilung (B), die auf ein aktivierendes Ereignis (A) folgt, die Ursache für unser auf Emotionen basiertes Verhalten (C) ist.

Übertragen auf eure aktuelle Situation bedeutet das beispielweise: Dein Kind wird nachts unvollständig wach und quengelt (A). Deine vollkommen unbewusst ablaufende Bewertung dieses Jammerns (B) wird im nächsten Schritt zum Auslöser deines automatischen Handelns (C).

DAS ABC-MODELL

A — AKTIVIERENDES EREIGNIS
(äußeres oder inneres Ereignis)

▼

B — BEURTEILUNG/BEWERTUNG
(rational und irrational)

▼

C — CONSEQUENCE/KONSEQUENZ
(Emotionen und Verhalten)

Die Erweiterung des Modells um D und E wird heute als kognitive Umstrukturierung beziehungsweise als ABCDE-Modell bezeichnet. Es bildet die Grundlage der ebenfalls von Ellis entwickelten RET beziehungsweise REBT (Rational emotive behavior therapy).

In folgendem Praxisbeispiel kannst du deutlich sehen, wie es dir helfen kann, eure Situation neu bewerten zu lernen.

PRAXISBEISPIEL

A	**Auslöser/Reiz**	
	Quengeln/Jammern/leichtes Weinen/Alarmbereitschaft der Eltern	
B	**Bewertung/Beurteilung/Überzeugung**	
	Alt	Neu
	Meinem Kind geht es schlecht, es mag sein Bett nicht, es braucht meine Hilfe, es kann sich nur auf meinem Arm/Hüpfball ... beruhigen, es kann nicht in seinem Bettchen schlafen.	Mein Kind befindet sich in einer neuen Situation. Das ist erst einmal ungewohnt für uns beide. Es ist satt, ich bin bei ihm und es spürt meine Nähe und Liebe. Es kann sich geborgen fühlen, und gleichzeitig darf es eine neue Lernerfahrung machen. Ich gebe ihm die Gelegenheit dafür.
C	**Konsequenz**	
	Alte Emotionen/Altes Verhalten	Neue Emotionen/Neues Verhalten
	Ich fühle mich hilflos und bin müde. Ich wünsche mir doch nur, dass mein Kind schlafen kann. Ich biete meinem Kind die Brust/Flasche an. Wenn das nicht hilft, nehme ich es auf den Arm. Und wenn das nicht hilft, gehe ich mit ihm auf den Hüpfball.	Ich fühle mich sicher, weil ich weiß, dass ich meinem Kind und uns einen Gefallen tue. Ich weiß, dass ich ihm durch meine Klarheit und liebevolle Konsequenz die Lernerfahrung so leicht wie möglich machen werde. Sollte mein Kind sich im ersten Moment schwertun, werde ich einen kleinen Moment abwarten und mache dann so viel wie nötig und so wenig wie möglich, damit es sich sicher und geborgen fühlt. Ich gebe ihm die Gelegenheit, etwas Neues zu lernen.
D	**Disputation/Infragestellung der irrationalen Überzeugung**	
	Helfe ich meinem Kind wirklich, wenn ich ihm sofort helfe, in den Schlaf zu finden? Oder ist meine schnelle Hilfe vielleicht gar keine wirkliche Hilfe?	
E	**Effekt/Positive Umstrukturierung**	
	Mein Kind lernt eigenständig, ohne negative Schlafassoziationen einzuschlafen. Dadurch bekommt es die Fähigkeit, altersentsprechend durchzuschlafen, während sein Urvertrauen gleichzeitig gestärkt wird und wir alle von entspannten Nächten profitieren.	

Nimm dir gern einen Moment Zeit, um bewusst zu hinterfragen, was du in der Vergangenheit ganz automatisch gedacht oder gefühlt hast und was sich inzwischen verändert hat.

* Zu welchen neuen Überzeugungen bist du gelangt?
* Wie können dir diese dabei helfen, bestimmte Situationen neu zu bewerten?
* Wie wirst du dich zukünftig fühlen, und inwiefern wird diese veränderte Gefühlslage dein Handeln beeinflussen?
* Welche positiven Ergebnisse resultieren aus deinen neuen Überzeugungen?

Wie auch dein Partner oder andere Bezugspersonen dein Kind zu Bett bringen können

Viele Elternteile haben den Wunsch, dass ihre Kinder auch entspannt einschlafen können, wenn jemand anderes das Zubettbringen übernimmt. Tatsächlich geht das in der Regel viel einfacher als gedacht. Wie zum Beispiel bei der Tagesmutter oder im Kindergarten.

Folgende Voraussetzungen müssen erfüllt sein:

* die Bezugsperson muss gelassen und entspannt sein;
* das Schlafangebot muss zur richtigen Zeit gemacht werden;
* alle Schlafassoziationen müssen gelöst sein;
* ihr, also du und die Bezugsperson, müsst deinem Kind das Gefühl vermitteln, dass alles gut ist.

Vorausgesetzt, dein Kind befindet sich nicht gerade in einer Exklusiv-Mama-, oder Exklusiv-Papa-Phase. Diese Zeiträume, in denen ein bestimmtes Elternteil besonders wichtig ist, kommen immer wieder vor und vergehen auch wieder. In aller Regel sind Kinder aber voll Vertrauen, solange sich ihre Eltern entspannt verhalten.

7. Dein individueller Schritt-für-Schritt-Plan

Jetzt, da du alle gängigen Methoden kennengelernt hast, ist es Zeit, in die schriftliche Planung zu gehen.

Nimm dir bitte jetzt deinen Ausdruck zur Hand und beantworte dir zunächst die Frage nach eurer finalen Zielsituation. Was wünschst du dir für dein Kind, für dich und für euch als Familie? Gut möglich, dass sich diese Punkte im Verlauf der vergangenen Tage oder Wochen verändert haben.

Notiere die für dich perfekte Situation. Dabei musst du im Moment noch nicht wissen, wie ihr sie erreichen werdet. Nur das Was zählt.

Unsere finale Zielsituation

Schritt für Schritt zum Ziel. Es ist unwichtig, wie die Methode heißt, die du wählst. Es ist auch unwichtig, wie du weitermachst. Wichtig ist, dass euch jeder einzelne Schritt näher an euer Ziel bringt.

Schritt für Schritt für Schritt. Ihr könnt alles mit Leichtigkeit schaffen, solange die Lernschritte zwar außerhalb der Komfortzone, nicht aber innerhalb der Panikzone liegen. Die Lernzone ist der Bereich, in dem dauerhafte Veränderungen gesund erreicht werden.

Plane dabei immer in Schritten von drei bis fünf Tagen, damit ihr am Ball bleibt. Auch bei dieser kleinschrittigen Planung geht es im Moment nur um das Was. Was machst du, um euer Ziel zu erreichen? Wie kann ein guter erster Schritt aussehen, Wie ein möglicher zweiter? Zu dem Wie kommen wir später.

Der Weg ist entscheidend!

In den einzelnen Lernschritten kannst du mehrere unterschiedliche Methoden wählen. Du kannst sie so miteinander kombinieren, dass ihr eurer Schlafziel so einfach und liebevoll wie möglich erreicht.

Tag/Nacht 1 bis 3

Wie sieht der erste Schritt aus, der euch in Richtung Ziel bringen wird? Was fühlt sich für dich richtig an? Was wird deinem Kind und dir am leichtesten fallen? Ab wann genau beginnst du mit welchem Schritt?
Dein Plan:

Tag/Nacht 4 bis 6

Wie sieht der passende zweite Schritt aus? Was wird euch eurem Ziel noch näherbringen? Was fühlt sich für dich richtig an?
Dein Plan:

Tag/Nacht 7 bis 9

Wie wird der dritte Schritt aussehen, der euch an euer Schlafziel bringt? Was fühlt sich für dich richtig an?
Dein Plan:

Viele Eltern sind überrascht, wie schnell ihr Kind lernt, neue Wege zu gehen. Und wie erstaunlich einfach das geht, sobald sie Entscheidungen getroffen haben, hinter denen sie stehen können.

Das Schwierigste ist der erste Schritt. Die Unsicherheit. Mache ich das Richtige? Gibt es vielleicht auch eine andere Möglichkeit? Warte ich doch besser ab? All diese Gedanken und Zweifel sind normal und Teil der Veränderung.

Nicht nur dein Schatz wird in den nächsten Tagen seine Komfortzone verlassen müssen. Das Gleiche trifft auch auf dich zu. Und weil vieles außerhalb dieser Komfortzone etwas ungewohnt und vielleicht sogar bedrohlich wirken kann, ist es gut möglich, dass du dir jemanden wünschst, der dir den perfekten Plan vorgibt. Dass dir ein Experte sagt, welche Methode in welcher Reihenfolge du anwenden sollst, damit alles gut wird. Leider gibt es keinen solchen Experten, der dir euren richtigen Weg vorgeben kann. Den kannst nur du selbst finden.

Kein Rat und kein Plan dieser Welt wird so optimal auf eure Bedürfnisse abgestimmt sein wie der, den du selbst entwirfst. Vertrau auf dein Bauchgefühl und trau dir zu, diese Entscheidungen für euch zu treffen. Niemand kennt dein Kind so gut wie du. Die Antwort steckt bereits in dir. Du musst sie nur finden und zulassen.

8. Vom Plan zum Ziel

Ich hoffe, du hast die vorherige Übung ernst genommen und die Schritte zu eurem Schlafziel schriftlich festgehalten. Falls nicht, hole das gern jetzt nach und lies dann weiter. Als Nächstes solltest du dir eine Strategie dafür zurechtlegen, wie du dein Kind bei den jeweiligen Lernschritten unterstützen kannst.

Frage dich, wie dein Schatz auf diese oder jene Maßnahme reagieren könnte. Welche Möglichkeiten hast du dann wiederum, deinem Schatz zu helfen? Dabei hast du idealerweise immer im Hinterkopf, dass weniger oft mehr ist und dass du immer so viel wie nötig, aber gleichzeitig so wenig wie möglich machst, damit es deinem Kind gut geht.

Den Vordruck für die Planung deiner Strategie findest du im Downloadbereich oder Anhang.

Ich werde mein Kind (halb)wach hinlegen.

Falls mein Kind quengelt oder jammert, werde ich …

Falls mein Kind leicht weinen sollte, werde ich …

Falls mein Kind weinen sollte, werde ich …

Ein Satz, der dir Ruhe und Sicherheit gibt:

Deine Handlungsmöglichkeiten

Solltest du bei einem der Lernschritte an einen Punkt kommen, an dem du nicht weiterweißt, kannst du immer

* pausieren, mit deinem Kind ins Wohnzimmer gehen und ggf. ein Buch anschauen und später wieder weitermachen (insbesondere dann, wenn aus deinem müden Kind ein munteres Kind geworden ist);
* eine andere vertraute Person darum bitten zu übernehmen (insbesondere, wenn du das Gefühl hast, diese andere Person ist innerlich entspannter als du);
* einen bisher noch nicht schriftlich geplanten Zwischenschritt einbauen, der sich für dich besser anfühlt und gleichzeitig dennoch eine Lernerfahrung ermöglicht.

Alles, was du jetzt innerlich durchlebst, kann dich im echten Versuch nicht mehr überraschen oder verunsichern. Du kennst die Situation bereits aus deiner Gedankenwelt und weißt, wie du handeln wirst. Im Gegensatz zu vergangenen Versuchen, die vielleicht recht schnell dazu geführt haben, dass du dich unsicher und hilflos gefühlt hast, kannst du jetzt gelassen und stark bleiben.

Diese Stärke wird deinem Kind Sicherheit vermitteln und Vertrauen einflößen. Du bist sein Anker und kannst euch beiden auf diese Weise die Veränderung erleichtern.

Innerliche Klarheit – ein Beispiel

In meiner früheren Funktion als Niederlassungsleiterin durfte ich an einigen Führungskräfteseminaren teilnehmen und lernen, wie man ein Team optimal leitet. Ein Seminar hat einen besonders bleibenden Eindruck hinterlassen: die Arbeit mit Pferden in einer Reithalle.

Nach einer Kennenlernphase zwischen Mensch und Tier durften wir einige unterschiedliche Übungen machen und mussten am Ende des zweitägigen Workshops eine Art Prüfung ablegen. Die Aufgabe bestand darin, mit unseren Trainingspferden einen Hindernis-Parcours abzulaufen. Dabei waren weder die Laufrichtung noch die Reihenfolge der Hindernisse vorgegeben. Die Prüfung sah vor, dass wir unser Pferd ohne Halfter oder Zügel um Pylonen, über kleine Hürden und durch Hindernisse führten. Nur Kraft unserer Gedanken und Körpersprache.

Als Nicht-Pferdekennerin bin ich bis heute schwer davon beeindruckt, wie sich mein Pferd nur durch meine Gedanken leiten ließ. Solange ich mir innerlich klar darüber war, wohin wir Schulter an Schulter gehen werden, blieb das Tier vorbildlich an meiner Seite. Sobald ich allerdings meinen Fokus verlor und dadurch keine klare Richtung mehr vorgab, wich das Pferd plötzlich von meiner Seite, lief an den Rand der Reithalle und blieb dort einfach stehen.

Ich habe aus dieser besonderen Erfahrung gelernt, dass die Kraft der Gedanken und eine innere Sicherheit großen Einfluss auf meine Umwelt haben. Nicht nur auf Pferde und Mitarbeiter, sondern vor allem auch auf kleine Kinder.

Was in der Reithalle gilt, lässt sich auch auf euer (Kinder-)Schlafzimmer übertragen. Ich bin der absolut felsenfesten Überzeugung, dass deine innere Haltung maßgeblich darüber entscheidet, wie sich dein Kind fühlt. Wenn du innerlich klar vor Augen hast, welchen Weg ihr aus welchen Gründen verfolgt, spürt dein Kind diese Sicherheit.

AUF DEN PUNKT GEBRACHT:

- Triff eine klare Entscheidung.
- Leg los, das Ziel immer fest vor Augen.

* Nicht versuchen, sondern machen! Ein Versuch beinhaltet immer die Möglichkeit des Scheiterns. Ein Machen setzt hingegen die Absicht der Zielerreichung voraus.
* Kenne dein genaues Ziel (nicht »bessere Nächte«, sondern ein ausgeschlafenes glückliches Kind mit entspannteren Eltern, mehr Lebensqualität für die ganze Familie etc.).
* Formuliere eine Strategie.
* Wisse, was gut für dein Kind ist. Du bist seine Hauptbezugsperson.
* Sei dir bewusst: Drei schwierige Nächte mit einer guten Absicht und liebevollen Konsequenz sind besser als drei Monate halbherzige Versuche ohne nennenswerte Erfolge.
* Erinnere dich: Lernen findet außerhalb der Komfortzone statt.
* Vergiss bitte nicht: Ein Kind kann nur lernen, im (eigenen) Bett zu schlafen, wenn es die Chance bekommt, tatsächlich auch in diesem Bett zu schlafen beziehungsweise einzuschlafen.
* Was dein Kind in der Vergangenheit bewerkstelligt hat – und sei es nur ein einziges Mal – wird es auch zukünftig wieder können.
* Hol dir Hilfe, wenn du Hilfe brauchst und sei liebevoll und nachsichtig zu dir selbst. Du handelst in bester Absicht.
* Was dein Kind woanders kann, kann es auch bei dir (Tagesmutter-Effekt).
* Sei gelassen: Es wird immer schwierige Tage und Nächte geben. Nach dem Entwicklungsschub ist vor dem Entwicklungsschub. Das ist normal. Anstatt automatisch in alte Verhaltensmuster zu verfallen, stell dir lieber die Frage, was gerade los ist. Hat sich vielleicht der Schlafbedarf verändert? Ist ein Zahn unterwegs?
* Gib euch Zeit: Übung macht den Meister. Oder würdest du deinem Kind das Fahrradfahren verbieten, sobald es im Lernprozess einmal hinfällt?
* Sei zuversichtlich und habe Vertrauen. In dich, in dein Kind und in dieses Schlafcoaching, mit dem bereits sehr viele Familien ihr Ziel erreicht haben. Begleite dein Kind mit liebevoller Konsequenz. Innerhalb weniger Tage kann dein Kind neue und positive Dinge übers Schlafen lernen.
* Vertrau mir: Absolut jede Schlafassoziation lässt sich auflösen, gib euch die Gelegenheit dazu.

Erfolg hat drei Buchstaben: T-U-N

Du hast in diesem Kapitel unfassbar viel gelernt. Ich habe dir alle gängigen Methoden vorgestellt, die euch ans Ziel bringen können. Du hast dich für einen Weg entschieden und deine Planung hoffentlich auch schriftlich festgehalten. Du weißt, wie du auf die potenziellen Reaktionen deines Kindes eingehen wirst, und du bist mit allen Faktoren vertraut, die darüber entscheiden, wie leicht ihr euer Ziel erreichen werdet.

Jetzt fehlt nur noch eins: die Umsetzung. Denn alles Wissen und Planen ist zwar wichtig, ohne ein entsprechendes Handeln jedoch absolut wertlos.

Daher meine Bitte: Triff jetzt die Entscheidung, wann ihr mit der Umsetzung beginnen möchtet. Heute Abend? Morgen früh? In der Nacht? Denn jetzt wird es konkret. Keine Zeit für Ausflüchte mehr. Nicht reden, sondern machen!

Fazit aus Kapitel 4

Gratuliere! Du hast dein viertes Etappenziel erreicht. Die Bergspitze ist schon in Sicht! Ich bin optimistisch, dass du sehr schnell, vielleicht sogar schon heute in die praktische Umsetzung gehst. Neben deinem Hintergrundwissen zum Baby- und Kleinkinderschlaf aus Kapitel 1, der großen Bedeutung des richtigen Zeitpunkts für dein Schlafangebot aus Kapitel 2 und vielleicht auch optimierten Still-/oder Flaschenmahlzeiten bist du jetzt dazu in der Lage, alle noch bestehenden Schlafassoziationen zu lösen. Mit einem Weg, der zu dir und deinem Kind passt.

Gestärkt durch deine neu gewonnene innere Klarheit wirst du euren Weg dieses Mal mit Leichtigkeit gehen. Entspanntes Einschlafen und altersentsprechendes Durchschlafen sind nur noch ein paar Tage Übung entfernt. Ich wünsche dir dabei jede Menge Gelassenheit und eine positive Grundeinstellung.

Das folgende Kapitel wirst du dir im Idealfall nie durchlesen müssen, weil eure Umsetzung des Gelernten optimal abläuft und dein Schatz in ein paar Tagen exakt so schläft, wie du es dir für dein Kind wünschst.

Falls du wider Erwarten in ein paar Tagen das Gefühl haben solltest, dass noch etwas fehlt, dass irgendwo noch der sprichwörtliche Wurm drinsteckt, dann ziehe gern Kapitel 5 zu Rate. Es soll dir jetzt und auch in Zukunft bei unerwarteten Schlafherausforderungen als schnelle Lösungshilfe dienen. Im Optimalfall reicht schon ein kurzer Blick ins Buch, um den oben genannten Wurm zu finden und die Herausforderung zu meistern. Erfahrungsgemäß liegt der Unterschied zwischen richtig guten und mittelmäßigen Nächten oft im Detail.

Da du jetzt erst einmal mit eurer Umsetzung beschäftigt bist, ist es gut möglich, dass du Kapitel 5 niemals aufschlagen wirst. Bestenfalls wirst du es nie brauchen. Aus diesem Grund möchte ich mich bereits an dieser Stelle von dir verabschieden, weil wir uns (vorerst) zum letzten Mal lesen werden.

In diesem Sinne wünsche ich dir und deinem Kind alles Gute, viel Gelassenheit und Spaß an eurem Lernprozess, vor allem aber entspanntes Einschlafen und glückliches Aufwachen.

Falls du mehr über mein Team und mich, über »Mein Baby Schlafcoaching« und unsere Projekte, oder über die Ausbildung zum Schlafcoach erfahren möchtest, besuche uns gern auf unserer Website, auf Instagram, Facebook oder Pinterest. Ich freue mich auf dich, und vielleicht sprechen wir uns ja schon bald persönlich. Ich würde mich freuen.

Alles Liebe,
deine Miriam

WICHTIGE HANDLUNGSSCHRITTE AUS KAPITEL 4:

* Lege ein Ziel für euch fest, das sich für dich richtig anfühlt und gleichzeitig zum Alter deines Kindes passt (auch kleine Ziele sind gute Ziele).
* Gib eurem Ziel einen positiven Schub, indem du alle Coaching-Fragen schriftlich beantwortest.
* Plane euren individuellen Schritt-für-Schritt-Plan schriftlich, wobei nach jedem dritten oder fünften Tag der nächste Lernschritt folgen darf. Übrigens tun sich die meisten Kinder erfahrungsgemäß mit wenigen großen Lernschritten leichter als mit vielen kleinen Lernschritten.
* Nur Mut! Leg los und hilf deinem Kind und dir mit liebevoller Konsequenz zu besseren Nächten.
* Glaub an euch beide und hab ein wenig Geduld mit dir und deinem Kind. Mit ein bisschen Übung solltet ihr in ein bis drei Wochen an eurem Ziel angekommen sein.

Das fünfte Kapitel ist für dich, wenn

* ihr nach ungefähr drei Wochen Umsetzung eurer individuellen Schritte noch nicht ganz am Ziel angelangt sein solltet und noch irgendetwas fehlt;
* ihr nach einigen guten Wochen oder Monaten auf einmal wieder vor einer Schlafherausforderung stehen solltet – quasi als schnelle Notfall-Hilfe;
* wenn du alles Gelernte für dich gern noch einmal auf die Schnelle und auf den Punkt wiederholen möchtest;
* wenn du einfach Lust hast, noch weiterzulesen …

Erfahrungsberichte meiner Kundinnen und Kunden

Eigenständiges Einschlafen

Anne S.: Seit letzter Woche üben wir das alleinige Einschlafen. Am Abend lege ich ihn in sein Bett, gebe ihm einen Gutenachtkuss, er dreht sich um und schläft ein. Unfassbar das Gefühl.

Tamara W.: Wir haben unsere neue Schlafgewohnheit, dass wir mit ihm im Bett liegen, erst mal zur Gewohnheit gemacht. Vor vier Tagen sagte dann mein Mann, dass wir das Feldbett neben Elias' Bett aufschlagen und nun ab sofort neben seinem Bett schlafen werden. Elias hat dies vom ersten Tag an akzeptiert. Interessant ist, dass er seit dieser Nacht komplett durchschläft. Heute habe ich mich mit dem Bett schon mehrere Zentimeter von seinem entfernt. Ich bin gespannt, wann wir dann üben werden, aus dem Zimmer zu gehen.

Dana H.: 19.33 Uhr angefangen mit Hinlegen. Im Wechsel: im Arm, wenn die Augen zufielen, wieder abgelegt, so oft, bis sie im Liegen eingeschlafen ist (ca. 20.03 Uhr) Ganz ohne Tränen, ohne Föhn etc.

Katharina J.: Ausgangssituation war: morgens 30 Minuten Federwiege, mittags 1,5 Stunden schlafen mit Mama und abends auch nur mit Mama. Zwergi schläft seit dem 11. Dezember tagsüber in seinem Bett. Gestern sind wir konsequent vor dem Einschlafen rausgegangen und haben ihn auch gestern Abend in sein Bettchen gelegt: Er hat von 19 bis 22 Uhr in seinem Bettchen allein geschlafen. Zwischendurch ist er einmal aufgewacht: kurz beruhigt, Schnuller rein, rausgegangen, weitergeschlafen. Ich war baff.

Dann um 22 Uhr gestillt vor meinem Zubettgehen. Zwergi hat dann bei mir geschlafen, und zwar von 22 bis 5 Uhr, ohne aufzuwachen. Das hatten wir noch nie! Nun macht er gerade sein erstes Schläfchen. Hingelegt, zwei Minuten Gemecker, Schnuller rein, rausgegangen, geschlafen und das in maximal fünf Minuten. Mir ist klar, dass es auch wieder andere Zeiten geben wird, aber in diesem Moment denke ich: Ich hätte nie gedacht, dass es so einfach sein könnte.

Manches Mal frage ich mich, ob es das Geld wert war, weil es dann doch so einfach war. Ja, auf jeden Fall! Mir hat das Coaching bisher so eine Sicherheit gegeben, die ich sonst nie gehabt hätte. Das ist unbezahlbar.

Tara S.: Heute Morgen ist er innerhalb von 30 Minuten eingeschlafen. Schlimm geweint hat er aber viel weniger. Ich habe ihn zur Beruhigung einmal auf den Arm genommen, und er wurde sofort ruhig und hat sich angekuschelt. Ich habe mich dann schnell mit ihm hingelegt und er ist sofort auf mir liegend eingeschlafen.

Einen noch größeren Erfolg hatten wir heute Mittag. Er hat wenige Minuten doll geweint und kam dann zu mir, hat sich in meinen Arm gekuschelt und ist eingeschlafen.

Mein Kind ist das erste Mal überhaupt im Liegen eingeschlafen! Ich kann es gar nicht glauben. Wir sind zwar noch lange nicht am Ziel, aber die ersten großen Schritte sind gemacht!

Ruzica U.: Jetzt mach ich seit ungelogen drei Tagen die Hands-on-Methode!!! Die erste Nacht war mein Kleiner damit überfordert, in seinem Bett einzuschlafen, aber ich habe viel vorgesungen und gestreichelt und nach 50 Minuten ist er eingeschlafen.:)) Die zweite Nacht war schon viel angenehmer.:)) Da hat er zehn Minuten erst gemeckert und geweint. Dann fing er an, etwas zu spielen und dann hat er auch in den Schlaf gefunden.:)) Letzte Nacht (die dritte Nacht) waren es keine zehn Minuten, aber ich habe meine Hand auf ihm abgelegt, war am Summen und Zack ist er eingeschlafen. In den Nächten schläft er auch schon viel fester und entspannter!!! Und meldet sich tatsächlich nur ein- bis zweimal und schläft direkt weiter.:))

Josée L.: Levi schläft nun seit einer Woche in seinem eigenen Bett und wacht die letzten Nächte nur noch einmal nachts auf. Ich habe noch vor zwei Wochen gedacht, dass es noch lange dauern wird, bis wir das hinkriegen, aber es lohnt sich, mutig zu sein und für sich selbst klare Entscheidungen zu treffen. Mit viel Geduld und Durchhaltevermögen hat es sogar ohne Weinen geklappt. Ich bin unheimlich stolz auf ihn und auf mich und bin sehr froh, dass wir diesen Weg gemeinsam gehen!

Laura T.: Ich habe immer gedacht, Simon (sieben Monate) kann einfach nicht ohne diese Federwiege einschlafen. Zu jedem Schläfchen mussten wir nach Hause, damit ich ihn in die Wiege legen konnte. An Urlaub oder mal ein Wochenende bei Freunden war gar nicht zu denken. Jetzt weiß ich: Er kann es. Im Coaching haben wir gemeinsam einen Weg gefunden, der sich für mich als Mama gut anfühlte. Simon durfte innerhalb weniger Tage lernen, in seinem eigenen Bettchen zu schlafen. Ich hatte zu jeder Zeit das Gefühl, dass es ihm gut geht. Ich war da und habe meine Maus begleitet. Er hat es so viel besser gemeistert, als ich es mir jemals hätte ausmalen können. Als ich bereit war, den Schritt zu gehen, war Simon schon lange so weit. Das Coaching hat mir die Augen geöffnet und mir die Kraft gegeben, eine Veränderung zu wagen. Wir sind so dankbar über die liebevolle Unterstützung. Allein hätte ich es niemals geschafft.

Von Papa ins Bett bringen

Tamara W.: Elias wollte von seinem Papa nichts wissen, wenn es ums Schlafen ging. Er hat geweint und wollte immer zu mir. Heute bin ich einfach gegangen und mein Mann machte das Gleiche wie ich. Er legte sich dazu und wartete, bis er einschlief. Latenz 10 Minuten. Ich bin baff und so stolz.

Josée L.: Wir haben Levi einen neuen Schlafplatz im Gästezimmer eingerichtet (große Matratze auf dem Fußboden mit allen Absicherungen). Der Papa hat Levi um 18.45 Uhr ins Bett gebracht, um 19 Uhr hat er geschlafen.

Heute Nacht hat der Papa bei Levi geschlafen und – tadaa – er hat durchgeschlafen!!! Laut Papa benötigt er viel Platz. Den hatte er im Elternbett zwischen Mama und Papa natürlich nicht so …

Ich weiß, einmal ist keinmal, aber es fühlt sich sooooooooooo gut an!!!

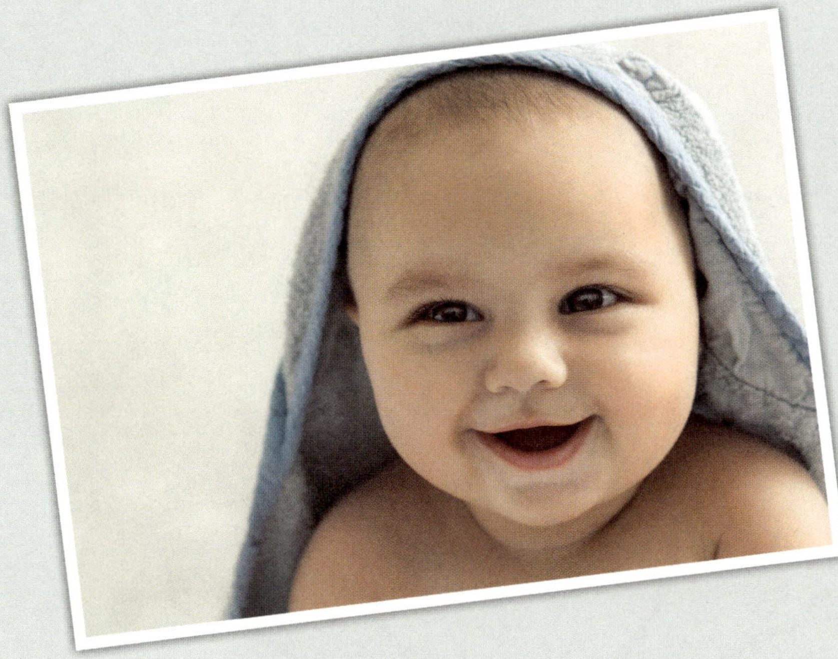

Kapitel 5

Endlich altersentsprechend durchschlafen

WAS IHR UNTERNEHMEN KÖNNT, WENN DER SCHLAF NOCH NICHT ODER NICHT MEHR GANZ RUNDLÄUFT

Entspannt einschlafen, glücklich aufwachen: **5. Schritt**

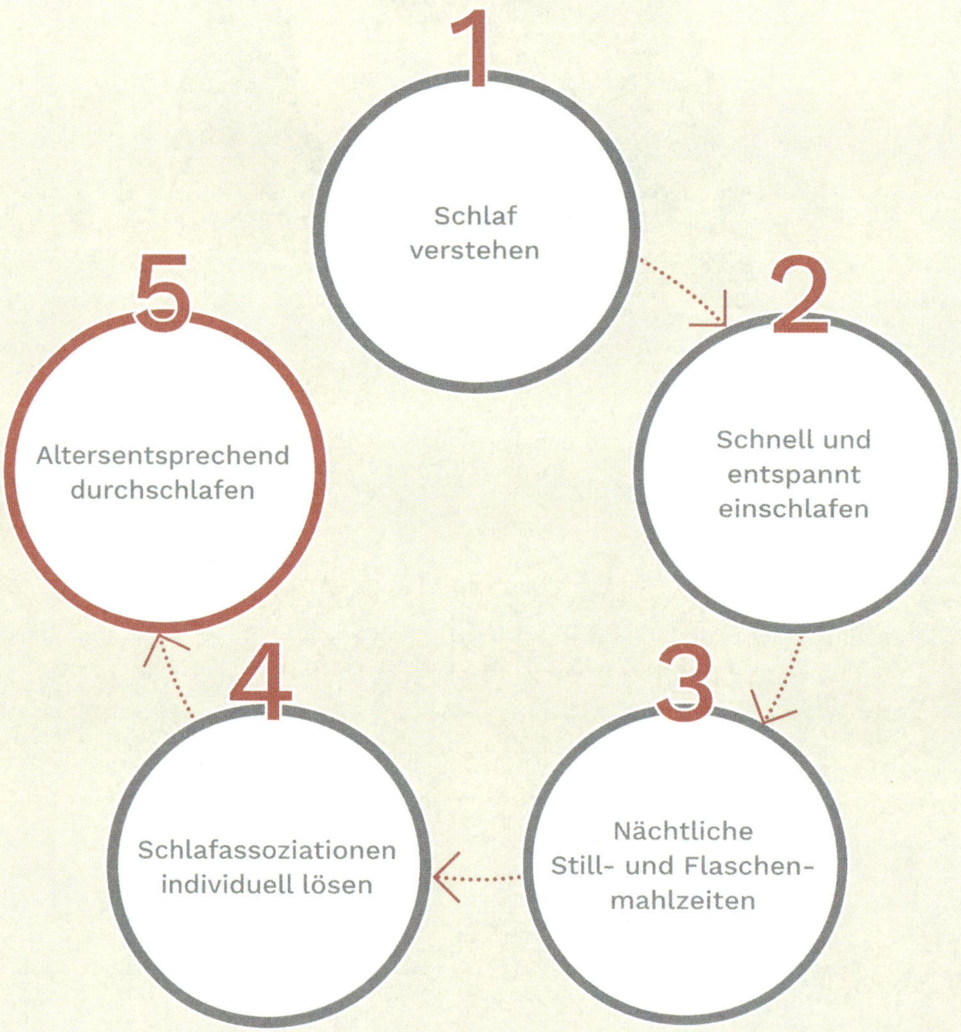

Nichts in der Geschichte des Lebens ist beständiger als der Wandel.

CHARLES DARWIN

1. Das erwartet dich in diesem Kapitel

Hallihallo und herzlich willkommen (zurück). Jetzt in Kapitel 5, das du dir hoffentlich nur aus reiner Neugierde und Interesse durchliest?

Falls nicht, hast du dieses Kapitel wahrscheinlich aufgeschlagen, weil du das Gefühl hast, dass das eine oder andere Detail im Schlafverhalten deines Kindes

* entweder noch nicht so ganz rundläuft,
* oder dass es nicht mehr so rundläuft, obwohl das Schlafen in den vergangenen Tagen und Wochen sehr gut funktioniert hat.

In beiden Fällen bist du hier genau richtig und wirst erfahren, wie ihr zu eurer idealen Schlafsituation (zurück)kommt. Denn oft ist es wirklich nur eine klitzekleine Stellschraube, an der du drehen musst, um das gewünschte Ergebnis zu erzielen. Wichtigste Voraussetzung dafür ist allerdings, diese Stellschraube zu erkennen.

Die Feinjustierung

Folgende Schlafherausforderungen lernst du in diesem Kapitel endgültig verstehen, um sie ein für alle Mal lösen zu können:

* Überdurchschnittlich häufiges Wachwerden oder schnullerbedingtes Aufwachen
* Sehr frühes Aufwachen
* Nächtliche Wachphasen
* Lange Latenzen (Einschlafdauer)
* Zu kurze Tagschläfchen
* Zu wenig Nachtschlaf und gleichzeitig zu viel Tagschlaf
* Weinen beim Einschlafen
* Weinen im Schlaf
* Weinen beim Aufwachen
* Zeitumstellung
* Elternbett

Ich bitte dich inständig, nur weiterzulesen, sofern du die Kapitel 1, 2 und 4 vollständig gelesen, verstanden und nach bestem Wissen und Gewissen umgesetzt hast! Du benötigst dieses Grundlagenwissen, um die Informationen auf den folgenden Seiten richtig einordnen und anwenden zu können. Solltest du die oben genannten Kapitel noch nicht durchgearbeitet haben, blättere bitte unbedingt noch einmal zurück und lies dich Schritt für Schritt durch das Buch. Beim Baby- und Kleinkinderschlaf gibt es leider keine Abkürzung. Wenn du die Kapitel 1, 2 und 4 vollständig gelesen und verstanden hast und dir nur noch die Feinjustierung fehlt, wird dir dieser Abschnitt in vielen schlafbezogenen Lebenslagen ein wertvoller Ratgeber sein.

Nutze ihn weise und mit Verstand. Er beinhaltet das Wissen und die Erfahrung aus vielen Jahren intensiver Coaching-Praxis von mir und meinem Team.

Auf den folgenden Seiten teile ich meinen größten Erfahrungsschatz mit dir, den kaum jemand im europäischen Raum in diesem Umfang besitzt und den du in dieser komprimierten Form auch in keinem anderen Ratgeber finden wirst. Mach das Beste daraus und lies wirklich nur weiter, wenn du die ersten Kapitel bereits kennst. Ich vertraue dir.

Ihr habt eure Schlafsituation selbst in der Hand – eine wichtige Wiederholung

Erfahrungsgemäß sind wir Eltern manchmal betriebsblind. Insbesondere dann, wenn es uns selbst betrifft, und vor allem dann, wenn das Thema emotionsbehaftet und man selbst übermüdet ist. Da kann sich schon mal das Gefühl einschleichen, wirklich alles verstanden und auch umgesetzt zu haben, während gleichzeitig der Eindruck besteht, gefühlt noch weit vom Ziel entfernt zu sein. Wir neigen in solchen Lebenslagen zu Aussagen wie: XY hätte für uns nicht funktioniert oder jemand anderes sei schuld an unserer Misere. Tatsächlich haben wir aber einfach eine entscheidende Kleinigkeit übersehen oder nicht ernst gekommen.

Behalte daher bitte unter allen Umständen im Hinterkopf, dass du handlungsfähig bist. Eure Situation ist nicht das unveränderbare Resultat aus einer Abfolge von Krankheit, Zahnungsbeschwerden und Pech. Die positive Veränderung liegt absolut in deiner Hand.

Dafür musst du nur die letzte(n) verbleibende(n) Ursache(n) erkennen, die für eure aktuell noch holprige Schlafsituation verantwortlich sind, und sie auflösen. Ursachen, die im Grunde genommen immer in irgendeiner Form auf einem der folgenden beiden Kernthemen basieren:

* Der falsche Zeitpunkt für das Schlafangebot
* Eine noch bestehende Schlafassoziation

Zur Erinnerung: Jeder Reiz (visuell, auditiv, kognitiv, olfaktorisch oder gustatorisch) kann eine Einschlafhilfe sein und potenziell zu einer Schlafassoziation führen. Diese ist dafür verantwortlich, dass dein Kind (noch) nicht altersentsprechend durchschlafen kann, weil sein innerer Nachtwächter Alarm schlägt.

So einfach und doch so schwer? Keine Sorge und Kopf hoch. Dieses Kapitel wird dich darin unterstützen, dich im Dschungel der Möglichkeiten zurechtzufinden und die zu euch passende Lösung auszuwählen.

2. Wenn dein Kind überdurchschnittlich häufig aufwacht

Ursache: Es besteht noch mindestens eine Schlafassoziation. Oft können sogar ganz unauffällige Auslöser wie das Öffnen einer Tür, der Schnuller oder ein leises SchSch eine solche Assoziation auslösen. Stelle dir daher die ehrliche Frage: Was passiert genau, wenn mein Kind nachts (unvollständig) aufwacht? Was unternehme ich, damit es weiterschlafen kann? Was hilft ihm dabei, weiterschlafen zu können?

Lösung: Die Lösung liegt in deiner Antwort. Hinter jeder Maßnahme, die dafür sorgt, dass dein Kind weiterschlafen kann (außer altersentsprechende Nahrungsaufnahme), kann sich eine Schlafassoziation verstecken, die es aufzulösen gilt.

Wie? Einfach machen. Mit einer klaren Entscheidung und liebevoller Konsequenz. Die passende Methode findest du in Kapitel 4. Viel Erfolg!

Achtung! Schnuller-Exkurs:

Wenn dein Kind auch ohne Schnuller, aber durch eine andere Einschlafhilfe weiterschlafen kann, darf der Schnuller gern bleiben. Der Schnuller ist nur dann Auslöser für überdurchschnittlich häufiges Aufwachen, wenn dein Kind ausschließlich mit Schnuller im Mund weiterschlafen kann.

Drei bewährte Möglichkeiten, mit der Schlafassoziation Schnuller umzugehen:

* Du bringst deinem Kind bei, sich den Schnuller nachts selbst zu nehmen, indem du ein paar Nächte in Folge seine Hand zum Schnuller führst, damit es sich diesen selbst nehmen kann. Es kann gegebenenfalls helfen, mehrere Schnuller ins Bett zu legen oder Schnuller zu wählen, die im Dunkeln leuchten.

* Du schaffst alle Schnuller von heute auf morgen ab und ermöglichst deinem Kind das Einschlafen ohne Schnuller.
* Du schleichst den Schnuller über einige Tage aus emotionalen Situationen aus, bis dein Kind gelernt hat, sich auch ohne Schnuller zu regulieren. Im Anschluss daran kannst du diesen auch zum Einschlafen weglassen.

3. Wenn dein Kind sehr früh aufwacht und noch müde ist

Müde bedeutet, dass dein Kind nicht nur als Morgenmuffel in den Tag startet, sondern auch noch nach einer ganzen Weile offensichtlich unausgeschlafen ist.

Ursache: Wahrscheinlich fehlt deinem Kind auf 24 Stunden gesehen noch ein bisschen Schlaf. Gut möglich, dass das frühe Aufwachen mit dem Stresshormon Cortisol zusammenhängt.

Mögliche Lösungen:

* Abends früher ins Bett legen
* Alle Tagschläfchen, inklusive dem abendlichen Zubettgehen, etwas früher anbieten
* Einen Catnap einbauen (siehe Kapitel 2)
* Morgens nicht vorschnell aus dem Bett nehmen und die Möglichkeit zum Weiterschlafen geben
* Wake to Sleep (die Erklärung findest du auf einer der folgenden Seiten)

Alle Lösungsansätze laufen darauf hinaus, dass du deinem Kind die Möglichkeit gibst, ein bisschen mehr Schlaf zu bekommen. Immer auf 24 Stunden gesehen, da der gesamte Tag zählt und nicht nur der Morgen für sich betrachtet. Häufig liegt die Lösung außerhalb der sichtbaren Situation, was die Lösungsfindung etwas kompliziert macht. Welcher Ansatz für euch der richtige ist, entscheidest du. Was ist für euch am leichtesten umzusetzen und was denkst du, entspricht am ehesten dem Bedürfnis deines Kindes?

Wie? Einfach ausprobieren, was für euch am besten klappt. Und denke immer daran, dass du jeden Versuch mindestens drei Tage in Folge umsetzt. Vorher kannst du keine Aussage darüber treffen, ob dieser Weg weiterverfolgt oder überdacht werden sollte.

4. Wenn dein Kind früh aufwacht und ausgeschlafen ist

Ursache: Glückwunsch, dein Kind ist mehr als ausgeschlafen. Bis auf die frühe Aufwachzeit ist alles in bester Ordnung.

Mögliche Lösungen:

* Akzeptiere eure Situation wie sie ist, hadere nicht mit der Uhrzeit und starte glücklich in den Tag. Getreu dem Motto »Morgenstund hat Gold im Mund.«
* Verschiebe die morgendliche Aufwachzeit nach hinten, indem du alle Tagschläfchen Tag für Tag im 20-Minutentakt später anbietest: Immer beginnend mit dem ersten Tagschlaf. Und dann ist etwas Geduld gefragt. Es kann dauern, bis sich die innere Uhr deines Kindes umstellt.
* Lege Tagschläfchen zusammen.
* Aus drei mach zwei und aus zwei mach einen. Immer mit der Option eines Catnaps, sollte am Nachmittag doch noch etwas Schlaf fehlen. Orientiere dich dabei gern an den Schlafplänen aus dem Anhang.
* Verkürze eines der Tagschläfchen durch Wecken deines Kindes.
* Beobachte, bei welchem der Tagschläfchen dein Kind am ehesten auf 30–40 Minuten Schlaf verzichten kann und wecke es vorübergehend für einige Tage.

Wie? Entscheide, welcher Ansatz sich richtig anfühlt, frische dein Wissen dazu ggf. noch mal im dazugehörigen Kapitel auf und beginne mit der Umsetzung. Viel Erfolg!

5. Wenn dein Kind nächtliche Wachphasen hat, in denen es müde ist

Ursache: Wahrscheinlich fehlt deinem Kind auf 24 Stunden gesehen noch ein bisschen Schlaf. Für seine nächtliche Wachphase ist gegebenenfalls ein hoher Cortisolspiegel mitverantwortlich.

Mögliche Lösungen:

* Bringe dein Kind abends früher zu Bett.
* Biete ab und zu einen Tagschlaf mehr an, je nach Bedarf (insbesondere während einer Regression).
* Baue einen Catnap ein.
* Arbeite mit Wake to Sleep (die Erklärung findest du auf einer der folgenden Seiten.) Alle Lösungsansätze laufen darauf hinaus, dass du deinem Kind die Möglichkeit gibst, ein bisschen mehr Schlaf zu bekommen. Immer auf 24 Stunden gesehen, da der gesamte Tag zählt und nicht nur die Nacht für sich betrachtet. Welcher Lösungsansatz für euch der richtige ist, entscheidest du. Überlege dir einfach, was für euch am leichtesten umzusetzen ist und was den Bedürfnissen deines Kindes am ehesten entspricht.

Wie? Einfach ausprobieren. Und denke immer daran, dass du jeden Ansatz mindestens drei Tage in Folge umsetzt, um zu sehen, wie gut er für euch funktioniert.

6. Wenn dein Kind nächtliche Wachphasen hat und munter ist

Ursache: Glückwunsch, dein Kind schläft mehr als ausreichend. Genau genommen schläft es sogar eher zu viel als zu wenig. Die Summe des Tagschlafes ist so hoch, dass die Müdigkeit in der Nacht nicht ausreicht, um altersentsprechend durchschlafen zu können.

Mögliche Lösungen:

* Streiche eines der bestehenden Tagschläfchen, wobei du dich an den Schlafplänen im Anhang orientieren kannst.
* Wecke dein Kind bei einem der bestehenden Tagschläfchen etwas vor seiner normalen Aufwachzeit. Beobachte dabei, welches der Schläfchen für dein Kind am unwichtigsten ist (meist ist es der letzte Tagschlaf).
* Streiche den Catnap, falls vorhanden.
* Bringe dein Kind abends später zu Bett.

  All diese Ansätze laufen darauf hinaus, dass du deinem Kind tagsüber etwas weniger Schlaf anbietest, um ihm die Chance zu geben, nachts ausreichend müde zu sein. Welcher Weg für euch der richtige ist, hast du bestimmt im Gefühl.

Wie? Orientiere dich einfach an den Schlafplänen aus dem Anhang und finde heraus, welche der Möglichkeiten am besten zu deinem Kind passt.

7. Wenn dein Kind (wieder) sehr lange zum Einschlafen braucht

Ursache: Falls dein Kind bei einer anderen Person zur selben Uhrzeit zügig einschlafen würde, liegt die Ursache entweder in deinen Emotionen oder in deinen Handlungen. Mindestens einer dieser beiden Faktoren erschwert es deinem Kind momentan noch, zur Ruhe zu finden. Hast du eine Idee, was das sein könnte? Was ist bei der anderen Person anders?

Vielleicht kann vorübergehend eine andere Person das Zubettbringen übernehmen? Nur solange, bis du mit einer ähnlichen Haltung und Gelassenheit das Einschlafritual übernehmen kannst.

Falls sich dein Kind grundsätzlich mit der geplanten Schlafenszeit schwertut, liegt die Vermutung nahe, dass der Zeitpunkt für das Schlafangebot nicht (mehr) passt.

Stell dir einfach die Frage: Ist mein Kind noch nicht müde genug, oder vielleicht schon zu müde?

Mögliche Lösungen,

* wenn dein Kind eher zu müde ist:
  - Verlege die abendliche Zubettgehzeit nach vorn.
  - Biete einen Tagschlaf mehr an.
  - Baue einen Catnap ein.
  - Wechsle zwischen zwei verschiedenen Schlafplänen (mit einem Tagschlaf mehr und mit einem Tagschlaf weniger).

* wenn dein Kind eher noch nicht müde genug ist:
  - Bringe dein Kind abends später zu Bett.
  - Wecke es bei einem der Tagschläfchen.
  - Biete einen Tagschlaf weniger an.
  - Streiche den Catnap, falls vorhanden.

Mit all den oben genannten Ansätzen tust du deinem Kind einen Gefallen, weil du das Schlafangebot (wieder) an seinen aktuellen Schlafbedarf anpasst. Gut möglich, dass sich sein Schlafbedarf innerhalb der letzten Tage oder Wochen verändert hat.

Wie? Wähle den Ansatz, der sich für dich am einfachsten und besten anfühlt. Orientiere dich gern an den Schlafplänen aus dem Anhang und passe sie für euch so an, sodass sie möglichst perfekt zum aktuellen Schlafbedarf deines Kindes passen. Solltest du nach drei bis fünf Tagen keine eindeutige Verbesserung erleben, variiere die Zubettgehzeiten, indem du dir erneut die Frage stellst: Ist mein Kind noch nicht müde genug oder eher schon zu müde? Das wiederholst du so oft, bis dein Kind (wieder) innerhalb weniger Minuten glücklich einschläft.

8. Wenn dein Kind (zu) kurze Tagschläfchen macht

Ursache: Häufig erlebe ich, dass ein zu kurzer Tagschlaf nur von den Eltern als zu kurz empfunden wird, obwohl er für das Kind vollkommen ausreicht. Das gilt vor allem bei 20-bis 30-Minuten-Schläfchen. Diese kommen besonders häufig in den ersten Lebensmonaten und in Umstellungsphasen/Regressionen vor.

Eltern neigen speziell dann zu solchen Einschätzungen, wenn das besagte Schläfchen bis vor ein paar Tagen noch deutlich länger ausgefallen ist. Selbstverständlich fehlt ihnen diese planbare Auszeit, sodass es ihnen schwerfällt, den veränderten Schlafbedarf ihres Kindes zu akzeptieren. Gleichzeitig können die Kinder das Bemühen ihrer Eltern, sie zum Weiterschlafen zu bewegen, nur schwer verstehen. Immerhin sind sie ausgeschlafen.

Ob sich der Schlafbedarf deines Kindes verringert hat und es nun weniger Tagschlaf benötigt, merkst du daran, dass dein Kind trotz des verringerten Tagschlafs die meiste Zeit gut gelaunt ist.

Mögliche Lösungen:

* Freue dich, dass dein Kind ausgeschlafen und munter ist und finde für dich eine andere Auszeit am Tag.
* Streiche eines der bestehenden Tagschläfchen, dann wird der verbleibende Tagschlaf länger.

Wie? Lass alles so wie es ist, oder orientiere dich an der durchschnittlichen Aufwachzeit der letzten drei Tage und finde im Anhang einen Tagplan, der zu euch passt und einen Tagschlaf weniger als jetzt vorsieht.

Sollte dein Kind jedoch tatsächlich zu wenig schlafen, kommt diese Lösung für euch natürlich nicht in Frage. Ob deinem Kind noch Schlaf fehlt, erkennst du vor allem daran, dass dein Kind auch nach einer Phase von 20 bis 30 Minuten nicht so recht wach wird und die meiste Zeit des Tages eher unleidlich ist.

Mögliche Lösungen:

* Löse Einschlafassoziationen, falls noch vorhanden.
* Habe ein paar Tage Geduld.
* Falls die letzte Schlafassoziation erst vor wenigen Tagen gelöst wurde, kann es noch etwas dauern, bis sich die innere Uhr deines Kindes umgestellt hat.
* Reagiere nach dem Aufwachen deines Kindes etwas später, vielleicht gelingt es ihm dann, noch einen weiteren Schlafzyklus dranzuhängen.
* Arbeite mit Wake to Sleep (die Erklärung findest du auf einer der folgenden Seiten).

Wie? Die häufigste Ursache für zu kurze Tagschläfchen und eine ungenügende Menge an Tagschlaf liegt in einer noch bestehenden Schlafassoziation. Meist ist sie recht offensichtlich, manchmal eher schwer zu erkennen. Da wir Eltern in diesem Punkt gern dazu neigen, einen blinden Fleck zu entwickeln, bitte ich dich, maximal ehrlich zu dir selbst zu sein.

* Was genau machst du in dem Moment, in dem dein Kind in den Schlaf gleitet?
* Was nimmt dein Kind in diesem Moment wahr?
* Was genau hört, sieht und fühlt dein Kind beim Wegschlummern?

Die Lösung liegt in deiner Antwort. Nicht selten verhindern ein leises SchSch oder ein leichtes Popotätscheln beim Einschlafen das Hinübergleiten in den nächsten Schlafzyklus. Löse die noch bestehende Schlafassoziation mit einer Methode, die sich für dich richtig anfühlt, und ihr beide werdet sehr schnell mit längeren Nickerchen belohnt.

9. Wenn dein Kind am Tag zu viel und in der Nacht zu wenig schläft

Ursache: In diesem Fall hat sich der Schlaf deines Kindes so verschoben, dass der Tagschlaf in Summe vielleicht bei fünf bis sechs Stunden liegt, während der Nachtschlaf mit unter zehn Stunden eher kurz ausfällt.

Mögliche Lösungen:

* Akzeptiere die Situation wie sie ist, vorausgesetzt dein Kind ist ausgeschlafen und die Zeiten sind für dich ok.
* Kürze den Tagschlaf, damit der Nachtschlaf automatisch zunehmen kann.

Wie? Lege entweder zwei der bestehenden Schläfchen zusammen oder verkürze eines der Nickerchen durch Wecken. Auf diese Weise verlängert sich der Nachtschlaf innerhalb weniger Tage ganz von selbst.

10. Dein Kind weint beim Einschlafen, obwohl es innerhalb weniger Minuten in den Schlaf findet

Ursache: Im Gegensatz zum weinenden Einschlafen mit langer Latenz ist das weinende Einschlafen mit kurzer Latenz nicht dem falschen Zeitpunkt geschuldet, sondern deutet vielmehr auf eine neu gewonnene Wahrnehmung hin.

Stell dir vor, du hast plötzlich ganz neue Fähigkeiten und deine Welt ist größer geworden. Du würdest alles extrem spannend finden und würdest dich in jedem Augenblick ausprobieren wollen. Deinem Kind geht es genauso. In Phasen, in denen dein Kind einen Entwicklungssprung macht, kann es gut vorkommen, dass es ihm unpassend erscheint, wenn du es unvermittelt aus seinem Spiel nimmst, um es zum Schlafen zu legen. Diesen kurzen Frust wird dein Schatz dann gern mal mit kurzem Gemecker kommentieren, um kurz darauf in seinen wohlverdienten und immer noch benötigten Schlaf zu fallen.

Lösung: Nimm es mit Gelassenheit, deinem Kind geht es gut. Es hatte einfach nur gerade andere Pläne. Dass es trotzdem zügig eingeschlafen ist, deutet darauf hin, dass du den richtigen Zeitpunkt zum Schlafen sehr gut erkannt hast. Du hast alles richtig gemacht, und bald wird das Einschlafen auch wieder ohne Meckern beziehungsweise Weinen funktionieren.

11. Wenn dein Kind im Schlaf weint oder wimmert

Ursache: Wenn dein Kind nur ab und zu mal im Schlaf weint oder wimmert, verarbeitet es sehr wahrscheinlich die Erlebnisse des Tages. Dein Schatz träumt. So wie wir Erwachsenen auch. Alles ist in bester Ordnung.

Wimmert oder weint es allerdings mehrmals regelmäßig, vielleicht sogar mehrfach pro Nacht im Schlaf, ist das ein eindeutiges Zeichen dafür, dass dein Kind übt. Und zwar den Übergang von einem in den nächsten Schlafzyklus. Das kommt insbesondere dann vor, wenn du entweder vor Kurzem eine bestehende Schlafassoziation gelöst hast oder wenn noch eine kleine Schlafassoziation besteht. Durch schnelles Streicheln, Schaukeln oder SchSch-Laute kannst du dein Kind zwar in den nächsten Schlafzyklus tragen, allerdings lernt es auf diese Weise nicht, den Übergang auch ohne Hilfestellung eigenständig zu meistern.

Lösung: Gelingt deinem Kind schon jetzt der Übergang von einem in den nächsten Schlafzyklus auch ganz ohne deine Hilfestellung, wird es in wenigen Tagen souverän und auch ohne Weinen altersentsprechend durchschlafen können. Glückwunsch!

Hast du im Moment allerdings noch das Gefühl, dass dein Kind den Übergang in den nächsten Schlafzyklus nur mit deiner Hilfe schafft, kannst du es gut im Lernprozess unterstützen, indem du einfach etwas später reagierst. Stell dir auch hier wieder die Frage: Was genau unternehme ich in der Nacht, damit meinem Kind der Übergang gelingt, und mache das, was du normalerweise machst, einfach ein bisschen später. Vielleicht hilft es dir, wenn du dir eine Routine überlegst, die dich davon abhält, instinktiv sofort zu handeln. Beispielsweise könntest du erst bis 100 zählen, oder dir innerlich ein Lied vorsingen, bevor du wie gewohnt reagierst.

Ich nehme an, du hast ein bisschen Sorge, dein Kind könnte aufwachen, wenn du nicht unmittelbar und ohne Zeitverzögerung zur Tat schreitest? Ja, das kann in den ersten ein, zwei Tagen tatsächlich passieren. Und dann wird es auch wieder einschlafen.

Aber was wäre die Alternative? Dass du genauso weitermachst wie bisher? Was meinst du, wird sich dann ändern?

Erfahrungsgemäß reichen drei bis fünf Tage Übung, bis Kinder lernen, die Übergänge zwischen den Schlafzyklen entspannt zu meistern, sobald die letzte kleine Assoziation gelöst ist. Eben das gelingt dir ganz wunderbar, indem du dir erlaubst, einfach nur ein kleines bisschen später zu reagieren als sonst.

12. Wenn dein Kind weinend aufwacht

Ursache: In der Regel wachen Kinder weinend auf, wenn sie entweder schlecht geträumt haben oder ihnen noch ein kleines bisschen Schlaf fehlt.

Sollte dein Kind regelmäßig weinend erwachen, stell dir bitte die Frage, was es im Moment noch davon abhält, sich die letzten Minuten Schlaf zu nehmen, die es bräuchte. Welche Schlafassoziation könnte es noch haben?

Lösung: Du vermutest es sicherlich schon. Die Lösung besteht in der Auflösung der letzten Schlafassoziationen, damit sich dein Schatz genau die Menge an Schlaf nehmen kann, die es im Moment braucht.

Wie? Auch in diesem Fall musst du dich mit der Frage auseinandersetzen, was dein Kind wahrnimmt, während es einschläft, um dann einen Weg zu finden, der deinem Schatz das Einschlafen auch ohne diesen Reiz ermöglicht.

13. Wenn dein Kind morgens zu lange schläft (Reise/Zeitumstellung)

Ursache: Eine Zeitumstellung, ein Wiedereintritt in die Arbeit oder die Flugreise in eine andere Zeitzone können dazu führen, dass die innere Uhr deines Kindes nicht mehr zu eurem (neuen) Tagesablauf passt.

Mögliche Lösungen:

* Akzeptiere die Situation wie sie ist. Die innere Uhr deines Kindes wird sich ganz von allein innerhalb weniger Tage umstellen.
* Wecke dein Kind jeden Tag 20 Minuten eher und passe alle Tagschläfchen sowie die abendliche Zubettgehzeit ebenfalls um die verschobenen 20, 40 oder 60 Minuten an.

Wie: Schritt für Schritt. Auf ein paar Tage verteilt. Mit ein wenig Geduld. Auf diese Weise kannst du die Aufwachzeit deines Kindes behutsam um eine Stunde nach vorn verlegen, bis sich die innere Uhr deines Kindes angepasst hat und es ganz von selbst zu dieser neuen Zeit aufwacht. Manchmal kann es bis zu drei Wochen dauern, bis die innere Uhr deines Kindes vollständig umgestellt ist, in den meisten Fällen sprechen wir aber von wenigen Tagen.

14. Wenn dein Kind nachts wieder ins Elternbett zurückkommt

Ursache: Bei Kindern über einem Jahr, die eigenständig ein- und eigentlich auch altersentsprechend durchschlafen können, kommt es immer wieder vor, dass ein Zahn, eine Impfung oder eine Erkältung den Schlaf durcheinanderbringen. Typischerweise wachen Kinder in solchen Phasen dann entweder gegen 23 oder gegen 3 Uhr (+/-eine Stunde) auf, um dann entweder die Brust/Flasche zu fordern oder um ins Elternbett zu krabbeln. Dieses Verhalten war vor dem Auslöser nicht typisch für dein Kind.

Kommt dir das bekannt vor? Meiner Beobachtung nach handelt es sich hierbei nicht um eine Schlafassoziation, sondern um ein gewohnheitsbedingtes Aufwachen, an das sich Kinder innerhalb von nur ein bis drei Nächten gewöhnen können.

Mögliche Lösung:

* Du genießt die Situation (Stillen/Flasche/Kuscheln im Elternbett) und lässt alles wie es ist.
* Alternativ gibst du deinem Kind die Möglichkeit, wieder in seinem Bettchen durchzuschlafen.

Wie? Am einfachsten ist es, wenn du deinem Kind schon tagsüber liebevoll erklärst, dass du jetzt eine Entscheidung getroffen hast: Da die Zahnungsbeschwerden, die Erkältung oder die Impfreaktionen abgeklungen sind, darf dein Schatz nun gern wieder in seinem eigenen Bett durchschlafen. Betone vor allem auch, dass du dich schon auf eure morgendlichen Kuscheleinheiten freust, wenn dein Kind nach dem Aufstehen zu euch ins Bett kommt.

Du erklärst deinem Kind auch, wie du in der Nacht handeln wirst. Wenn es nachts zu dir kommt, wirst du es liebevoll an die Hand nehmen und zurück in sein eigenes Bettchen begleiten. Das kann in der ersten Nacht durchaus häufiger vorkommen. Insbesondere wenn ihr bereits ein paar missglückte beziehungsweise halbherzige Versuche hinter euch habt.

Das Gleiche gilt für Flaschen- oder Stillmahlzeiten, die es eigentlich gar nicht mehr gab und die aufgrund eines Auslösers plötzlich wieder ein Thema geworden sind. Sobald dein Kind wieder gesund beziehungsweise sein Zahn durchgebrochen ist, erkläre ihm, dass die vergangenen Tage eine Ausnahmesituation waren und dass es jetzt wieder ohne nächtliche Mahlzeit schlafen darf. Dank deiner liebevollen Konsequenz und inneren Klarheit wird dein Kind schon nach sehr kurzer Zeit wieder durchschlafen. Wahrscheinlich wirst du positiv überrascht sein, wie schnell das gehen wird.

15. Wake To Sleep (WTS)

Vereinfacht ausgedrückt machst du mit der Wake-to-Sleep-Methode nach Tracy Hogg (Autorin des Fachbuchs »Secrets of the Baby Whisperer«) dein Kind unvollständig wach, damit es

- in der Frühe länger schlafen,
- nächtliche Wachphasen überwinden oder
- längere Tagschläfchen und Schlafphasen entwickeln kann.

Klingt magisch? Kann es auch sein.

Dennoch arbeiten mein Team und ich eher selten mit der WTS-Methode, da ich die Erfahrung gemacht habe, dass sie eher das Symptom als die Ursache löst. Außerdem haben wir in den vergangenen Jahren beobachtet, dass das Lösen von Schlafassoziationen in Kombination mit dem richtigen Zeitpunkt nahezu alle Familien sehr schnell und zuverlässig an ihr Schlafziel bringt – ganz ohne den Einsatz der WTS-Methode. Nichtsdestotrotz darfst und sollst du natürlich deine eigenen Erfahrungen machen.

WTS – so wie ich es anwende und empfehle

Die Grundvoraussetzungen für den Einsatz der WTS-Methode ist das vorherige Lösen aller Schlafassoziationen. Sollte sich ein Kind dann noch immer nicht die Menge an Schlaf nehmen können, die es braucht, kann WTS durchaus weiterhelfen. Typische Situationen sind die Tage nach dem Auflösen der letzten Schlafassoziation, wenn ein Kind noch ein paar Tage bräuchte, um die einzelnen Schlafzyklen miteinander zu verbinden. Oder wenn ein Kind regelmäßige nächtliche Wachphasen zur gleichen Uhrzeit hat und dabei unausgeschlafen ist. Oder wenn es sehr früh wach wird und die Eltern sich sicher sind, dass eine einschlafverlängernde Maßnahme, wie etwa das Geben einer Flasche, eindeutig zum Weiterschlafen führen würde. Immer unter der Voraussetzung, dass alle Schlafassoziationen gelöst sind.

* Umsetzung tagsüber: Um einen Tagschlaf zu verlängern, weil dein Kind ganz sicher zu kurz schläft (zu erkennen daran, dass es auch 20 bis 30 Minuten nach der Aufwachzeit noch quengelig ist), gehst du mit der WTS-Methode wie folgt vor: Zehn Minuten vor der durchschnittlich erwarteten Aufwachzeit machst du dein Kind unvollständig wach. Das wiederholst du mindestens drei bis fünf Tage am Stück, bevor du deinem Kind wieder die Gelegenheit gibst, auch ohne deine Hilfe in den nächsten Schlafzyklus zu finden.

* Umsetzung nachts: Um eine regelmäßige nächtliche Wachphase, die immer innerhalb eines ähnlichen Zeitfensters stattfindet und in der dein Kind eindeutig müde ist, zu überwinden, gehst du wie folgt vor: Du stellst dir den Wecker eine Stunde vor der durchschnittlich erwarteten Aufwachzeit und machst dein Kind unvollständig wach. Wenn es also meist gegen 2 Uhr erwachen würde, stellst du dir für 1 Uhr den Wecker.

* Umsetzung morgens: Wenn dein Kind in der Frühe überdurchschnittlich zeitig wach wird und du dir sicher bist, dass es noch länger schlafen würde, wenn es könnte, gehst du mit WTS genauso vor wie auch nachts. Du stellst dir den Wecker auf eine Stunde vor der durchschnittlich erwarteten Aufwachzeit und machst dein Kind unvollständig wach.

Wie? Du kannst dein Kind unvollständig wach machen, indem du es streichelst, leise mit ihm sprichst, die Bettdecke beziehungsweise den Schlafsack richtest oder ihm einen Kuss gibst. Entscheidend für euren Erfolg ist, dass dein Kind dich nachweislich wahrgenommen hat. Zu erkennen ist das beispielsweise daran, dass es sich umdreht, tief aufatmet oder zufrieden schmatzt. Essenziell ist eine Umsetzung dieser Methode über drei bis fünf Tage!

Eine runde Sache

In meinem Ausbildungsprogramm für angehende Schlafcoaches thematisiere ich den Inhalt dieses Kapitels immer am vorletzten Schulungstag. Wie es der Zufall will ist heute – also an dem Tag, an dem ich diese Zeilen schreibe – einer dieser Tage. Am Ende eines jeden Ausbildungstages bitte ich meine Schulungsteilnehmer und -teilnehmerinnen um ein Feedback. Das Ergebnis ist immer das Gleiche: Nach Tag fünf fühlen sie sich umfassend informiert und sicher. Auch wenn alle vorhergehenden Kapitel beziehungsweise Ausbildungstage bereits genau dieses Wissen vermittelt haben, so macht dieser letzte fachliche Teil noch mal alles rund.

Ich hoffe, mir ist es auch in diesem schriftlichen Buchformat gelungen, dir mit dem abschließenden Kapitel eine übersichtliche Zusammenfassung zu geben. Solltet ihr euch in Zukunft noch mal mit einer Schlafherausforderung konfrontiert sehen, kannst du zu diesem Kapitel zurückkehren, um dir einen schnellen Überblick über eure Möglichkeiten zu verschaffen. Baby- und Kleinkinderschlaf unterliegt ständiger Veränderung, der du am besten mit Flexibilität und Gelassenheit begegnest.

16. Abschließende Worte

Wow. Unglaublich. Jetzt sind wir fast am Ende unserer gemeinsamen Reise angelangt. Zum Abschluss möchte ich noch betonen, dass absolut jede Reise mit Unsicherheit und Unwissen beginnt.

Jedem großartigen Erfolg geht ein Weg voraus, der an manchen Tagen herausfordernder zu verfolgen ist als an anderen. Ihr befindet euch mitten in einem spannenden Lernprozess, den ihr nur durch Übung meistern werdet. Es kann und es wird Rückschläge geben. Das ist normal und gehört dazu. Ich möchte dich dazu ermutigen, Entscheidungen zu treffen, deinem Kind einen stabilen, verlässlichen Rahmen zu geben und dir selbst zu vertrauen. Unabhängig davon, was dir andere raten.

Du bist von Natur aus der Mensch, der dein Kind am besten verstehen kann. Alles, was du dafür brauchst, steckt bereits in dir. Beobachte dein Kind und lerne aus diesen Erkenntnissen. Vertraue deinen Gefühlen (nicht der Angst – sie ist ein schlechter Ratgeber) und erlaube dir, das Elternteil zu sein, das du dir für dein Kind wünschst und das du dir vielleicht auch für dich selbst gewünscht hättest. Deine Intuition ist in Kombination mit etwas Übung und Selbstvertrauen ein wesentlich besserer Ratgeber als jedes Internetforum oder etwaige Hobbyexperten. Im Umgang mit deinem Kind besitzt du die absolute Expertise. Wer könnte dein Kind besser verstehen als du? Du musst es nur zulassen.

Lerne, dir und deinem Instinkt zu vertrauen. Habe Geduld mit dir und deinem Kind und vertraue darauf, dass auch dein Kind glücklich und entspannt schlafen kann.

Denk einfach immer daran, dass Schlaf kein starres, unveränderliches Konstrukt ist, sondern einem stetigen Wandel unterliegt – bleibe flexibel und achte aufmerksam auf die Zeichen, die dir dein Kind sendet. Auf dem Weg zu eurer optimalen Schlafsituation ist jeder Schritt richtig, der euch eurem Ziel näherbringt. Sei auch auf kleine Erfolge und erreichte Etappenziele stolz und bedenke, dass noch kein Meister vom Himmel gefallen ist.

In diesem Sinne wünsche ich dir alles, was du brauchst, um euer Schlafziel zu erreichen: eine Portion Gelassenheit, eine Extraportion Vertrauen und Zuversicht, innere Klarheit, liebevolle Konsequenz und die nötige Entscheidungskraft!

Alles Liebe,
deine Miriam

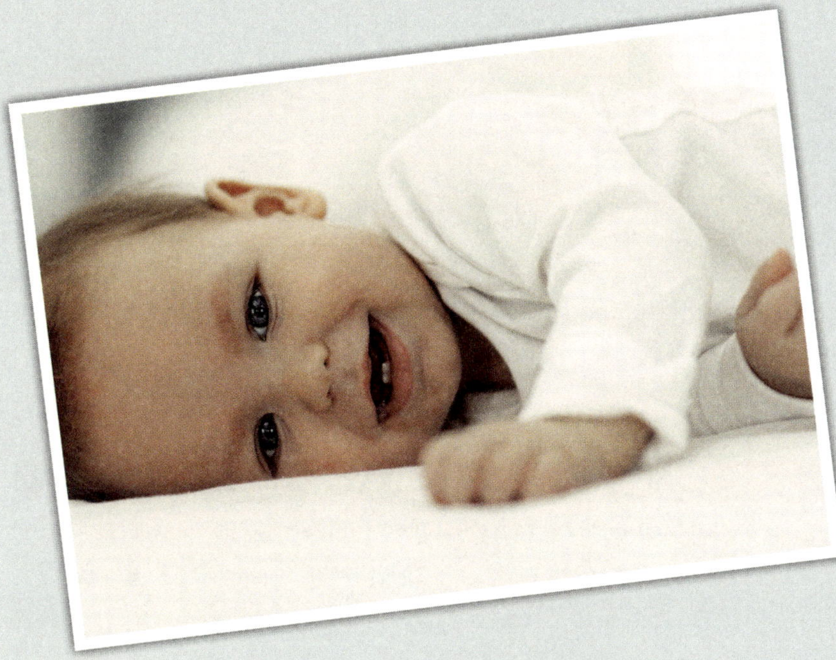

Anhang

SCHLAFPLÄNE
SCHLAFPROTOKOLL
DOWNLOADS & LINKS
LITERATURVERZEICHNIS
DANKE

1. Schlafpläne

Alle hier aufgeführten Schlafpläne sind zusätzlich im Downloadbereich als PDF zum Ausdrucken verfügbar.

SCHLAFPLÄNE 4 MONATE								
Schlafzeiten bei 4 Tagschläfchen (Uhrzeit)								
Aufwachen	5:00	5:30	6:00	6:30	7:00	7:30	8:00	8:30
1. Tagschlaf	6:30	7:00	7:30	8:00	8:30	9:00	9:30	10:00
2. Tagschlaf	9:30	10:00	10:30	11:00	11:30	12:00	12:30	13:00
3. Tagschlaf	12:00	12:30	13:00	13:30	14:00	14:30	15:00	15:30
4. Tagschlaf	14:30	15:00	15:30	16:00	16:30	17:00	17:30	18:00
Bettzeit	17:00	17:30	18:00	18:30	19:00	19:30	20:00	20:30
Schlafzeiten bei 3 Tagschläfchen (Uhrzeit)								
Aufwachen	5:00	5:30	6:00	6:30	7:00	7:30	8:00	8:30
1. Tagschlaf	7:00	7:30	8:00	8:30	9:00	9:30	10:00	10:30
2. Tagschlaf	10:30	11:00	11:30	12:00	12:30	13:00	13:30	14:00
3. Tagschlaf	14:00	14:30	15:00	15:30	16:00	16:30	17:00	17:30
Bettzeit	17:00	17:30	18:00	18:30	19:00	19:30	20:00	20:30

SCHLAFPLÄNE 5 MONATE								
Schlafzeiten bei 4 Tagschläfchen (Uhrzeit)								
Aufwachen	5:00	5:30	6:00	6:30	7:00	7:30	8:00	8:30
1. Tagschlaf	6:30	7:00	7:30	8:00	8:30	9:00	9:30	10:00
2. Tagschlaf	9:30	10:00	10:30	11:00	11:30	12:00	12:30	13:00
3. Tagschlaf	12:30	13:00	13:30	14:00	14:30	15:00	15:30	16:00
4. Tagschlaf	15:00	15:30	16:00	16:30	17:00	17:30	18:00	18:30
Bettzeit	17:30	18:00	18:30	19:00	19:30	20:00	20:30	21:00
Schlafzeiten bei 3 Tagschläfchen (Uhrzeit)								
Aufwachen	5:00	5:30	6:00	6:30	7:00	7:30	8:00	8:30
1. Tagschlaf	7:00	7:30	8:00	8:30	9:00	9:30	10:00	10:30
2. Tagschlaf	10:30	11:00	11:30	12:00	12:30	13:00	13:30	14:00
3. Tagschlaf	14:00	14:30	15:00	15:30	16:00	16:30	17:00	17:30
Bettzeit	17:00	17:30	18:00	18:30	19:00	19:30	20:00	20:30

SCHLAFPLÄNE 6 MONATE								
Schlafzeiten bei 4 Tagschläfchen (Uhrzeit)								
Aufwachen	5:00	5:30	6:00	6:30	7:00	7:30	8:00	8:30
1. Tagschlaf	6:30	7:00	7:30	8:00	8:30	9:00	9:30	10:00
2. Tagschlaf	9:30	10:00	10:30	11:00	11:30	12:00	12:30	13:00
3. Tagschlaf	12:30	13:00	13:30	14:00	14:30	15:00	15:30	16:00
4. Tagschlaf	15:00	15:30	16:00	16:30	17:00	17:30	18:00	18:30
Bettzeit	17:30	18:00	18:30	19:00	19:30	20:00	20:30	21:00
Schlafzeiten bei 3 Tagschläfchen (Uhrzeit)								
Aufwachen	5:00	5:30	6:00	6:30	7:00	7:30	8:00	8:30
1. Tagschlaf	7:00	7:30	8:00	8:30	9:00	9:30	10:00	10:30
2. Tagschlaf	10:30	11:00	11:30	12:00	12:30	13:00	13:30	14:00
3. Tagschlaf	14:00	14:30	15:00	15:30	16:00	16:30	17:00	17:30
Bettzeit	17:00	17:30	18:00	18:30	19:00	19:30	20:00	20:30

SCHLAFPLÄNE 7 MONATE								
Schlafzeiten bei 4 Tagschläfchen (Uhrzeit)								
Aufwachen	5:00	5:30	6:00	6:30	7:00	7:30	8:00	8:30
1. Tagschlaf	7:00	7:30	8:00	8:30	9:00	9:30	10:00	10:00
2. Tagschlaf	10:00	10:30	11:00	11:30	12:00	12:30	13:00	13:00
3. Tagschlaf	13:00	13:30	14:00	14:30	15:00	15:30	16:00	16:00
4. Tagschlaf	15:30	16:00	16:30	17:00	17:30	18:00	18:30	18:30
Bettzeit	18:00	18:30	19:00	19:30	20:00	20:30	21:00	21:00
Schlafzeiten bei 3 Tagschläfchen (Uhrzeit)								
Aufwachen	5:00	5:30	6:00	6:30	7:00	7:30	8:00	8:30
1. Tagschlaf	7:00	7:30	8:00	8:30	9:00	9:30	10:00	10:30
2. Tagschlaf	11:00	11:30	12:00	12:30	13:00	13:30	14:00	14:00
3. Tagschlaf	14:30	15:00	15:30	16:00	16:30	17:00	17:30	17:30
Bettzeit	17:30	18:00	18:30	19:00	19:30	20:00	20:30	20:30

SCHLAFPLÄNE 8 BIS 9 MONATE								
Schlafzeiten bei 3 Tagschläfchen								
Aufwachen	5:00	5:30	6:00	6:30	7:00	7:30	8:00	8:30
1. Tagschlaf	7:00	7:30	8:00	8:30	9:00	9:30	10:00	10:30
2. Tagschlaf	11:00	11:30	12:00	12:30	13:00	13:30	14:00	14:30
2. Tagschlaf	15:00	15:30	16:00	16:30	17:00	17:30	18:00	18:30
Bettzeit	18:00	18:30	19:00	19:30	20:00	20:30	21:00	21:30
Schlafzeiten bei 2 Tagschläfchen								
Aufwachen	5:00	5:30	6:00	6:30	7:00	7:30	8:00	8:30
1. Tagschlaf	7:30	8:00	8:30	9:00	9:30	10:00	10:30	11:00
2. Tagschlaf	12:00	12:30	13:00	13:30	14:00	14:30	15:00	15:30
Bettzeit	17:00	17:30	18:00	18:30	19:00	19:30	20:00	20:30

SCHLAFPLÄNE 10 BIS 11 MONATE								
Schlafzeiten bei 2 Tagschläfchen								
Aufwachen	5:00	5:30	6:00	6:30	7:00	7:30	8:00	8:30
1. Tagschlaf	8:00	8:30	9:00	9:30	10:00	10:30	11:00	11:30
2. Tagschlaf	12:30	13:00	13:30	14:00	14.30	15:00	15:30	16:00
Bettzeit	17:30	18:00	18:30	19:00	19:30	20:00	20:30	21:00
Schlafzeiten bei 1 Tagschläfchen								
Aufwachen	5:00	5:30	6:00	6:30	7:00	7:30	8:00	8:30
1. Tagschlaf	10:30	11:00	11:00	11:30	12:00	12:30	13:00	13:30
Bettzeit	17:30	18:00	18:00	18:30	19:00	19:30	20:00	20:30

SCHLAFPLÄNE 12 MONATE								
Schlafzeiten bei 2 Tagschläfchen								
Aufwachen	5:00	5:30	6:00	6:30	7:00	7:30	8:00	8:30
1. Tagschlaf	8:00	8:30	9:00	9:30	10:00	10:30	11:00	11:30
2. Tagschlaf	12:30	13:00	13:30	14:00	14.30	15:00	15:30	16:00
Bettzeit	18:00	18:30	19:00	19:30	20:00	20:30	21:00	21:30
Schlafzeiten bei 1 Tagschläfchen								
Aufwachen	5:00	5:30	6:00	6:30	7:00	7:30	8:00	8:30
1. Tagschlaf	10:30	11:00	11:00	11:30	12:00	12:30	13:00	13:30
Bettzeit	17:30	18:00	18:00	18:30	19:00	19:30	20:00	20:30

SCHLAFPLÄNE 13 BIS 14 MONATE								
Schlafzeiten bei 2 Tagschläfchen								
Aufwachen	5:00	5:30	6:00	6:30	7:00	7:30	8:00	8:30
1. Tagschlaf	8:30	9:00	9:30	10:00	10:30	11:00	11:30	12:00
2. Tagschlaf	13:00	13:30	14:00	14:30	15:00	15:30	16:00	16:30
Bettzeit	18:00	18:30	19:00	19:30	20:00	20:30	21:00	21:30
Schlafzeiten bei 1 Tagschläfchen								
Aufwachen	5:00	5:30	6:00	6:30	7:00	7:30	8:00	8:30
1. Tagschlaf	10:30	11:00	11:00	11:30	12:00	12:30	13:00	13:30
Bettzeit	17:30	18:00	18:00	18:30	19:00	19:30	20:00	20:30

SCHLAFPLÄNE 15 BIS 18 MONATE								
Schlafzeiten bei 2 Tagschläfchen								
Aufwachen	5:00	5:30	6:00	6:30	7:00	7:30	8:00	8:30
1. Tagschlaf	8:30	9:00	9:30	10:00	10:30	11:00	11:30	12:00
2. Tagschlaf	13:00	13:30	14:00	14:30	15:00	15:30	16:00	16:30
Bettzeit	18:00	18:30	19:00	19:30	20:00	20:30	21:00	21:30
Schlafzeiten bei 1 Tagschläfchen								
Aufwachen	5:00	5:30	6:00	6:30	7:00	7:30	8:00	8:30
1. Tagschlaf	10:30	11:00	11:00	11:30	12:00	12:30	13:00	13:30
Bettzeit	17:30	18:00	18:00	18:30	19:00	19:30	20:00	20:30

SCHLAFPLÄNE 19 BIS 23 MONATE								
Schlafzeiten bei 1 Tagschläfchen								
Aufwachen	5:00	5:30	6:00	6:30	7:00	7:30	8:00	8:30
1. Tagschlaf	10:30	11:00	11:00	11:30	12:00	12:30	13:00	13:30
Bettzeit	17:30	18:00	18:00	18:30	19:00	19:30	20:00	20:30

SCHLAFPLÄNE 24 BIS 36 MONATE								
Schlafzeiten bei 1 Tagschläfchen								
Aufwachen	5:00	5:30	6:00	6:30	7:00	7:30	8:00	8:30
1. Tagschlaf	10:30	11:00	11:30	12:00	12:30	13:00	13:30	14:00
Bettzeit	18:30	19:00	19:30	20:00	20:30	21:00	21:30	22:00
Schlafzeiten ohne Tagschläfchen								
Aufwachen	5:00	5:30	6:00	6:30	7:00	7:30	8:00	8:30
Mittags	etwas ruhiger (lesen, malen etc.) für ca. 45–60 Minuten							
Bettzeit	17:00	17:30	18:00	18:30	19:00	19:30	20:00	20:30

SCHLAFPLÄNE AB 36 MONATE								
Schlafzeiten ohne Tagschläfchen								
Aufwachen	5:00	5:30	6:00	6:30	7:00	7:30	8:00	8:30
Mittags	etwas ruhiger (lesen, malen etc.) für ca. 45–60 Minuten							
Bettzeit	18:30	19:00	19:30	20:00	20:30	21:00	21:30	22:00

2. Schlafprotokoll

Das hier aufgeführte Schlafprotokoll ist zusätzlich im Downloadbereich als PDF zum Ausdrucken verfügbar.

DATUM		VORMITTAG						NACHMITTAG						ABEND						NACHT					
NAME		7	8	9	10	11	12	13	14	15	16	17	18	19	20	21	22	23	24	1	2	3	4	5	6
SCHLAF	Gesamt (egal wo)																								
	im Bett der Eltern																								
	im eigenen Bettchen																								
	im Kinderwagen																								
	im Auto																								
	in der Wippe/Wiege																								
	auf dem Arm																								
NAHRUNG	Stillen																								
	Flasche																								
	Essen																								
HILFS-MITTEL	Geräusche App o.Ä.																								
	Föhn																								
	Hüpfball																								
ABENDS	Einschlafritual																								
BESON-DERES	Haushalt																								
	Pekip, Krabbel-gruppe & Co.																								
	Zeit mit Papa																								
	Sonstiges																								
	Sonstiges																								
Um wie viel Uhr hast du dein Kind am Abend schlafengelegt?																									
Wie lange brauchte dein Kind zum Einschlafen?																									
Welche besonderen Vorkommnisse gab es?																									
Damit deine Zeitangaben möglichst genau sind, fülle die Tabelle bitte mit einem durchgehenden Strich aus und markiere Schlafunterbrechungen mit einem X.																									

3. Downloads und Links

Einfach mit dem Smartphone den QR-Code scannen oder den Link nutzen.

DOWNLOADBEREICH

Hier geht's zu all den wichtigen Unterlagen, die du dir gern ausdrucken kannst:
https://meinbabyschlafcoaching.de/downloads/

HOMEPAGE

Hier geht's zu unserer Homepage, falls du dich über die Ausbildung zum Schlafcoach oder über den Onlinekurs informieren möchtest:
https://meinbabyschlafcoaching.de/

PODCAST

Hier geht's zu »Dein(em) Podcast zu entspannten Nächten« mit vielen Themen, die du auch in diesem Buch findest:
https://podcast6245e0.podigee.io/archive

4. Literaturverzeichnis

Harms, T. (2019): Keine Angst vor Babytränen. Wie Sie durch Achtsamkeit das Weinen Ihres Babys sicher begleiten. Das Elternbuch (Neue Wege für Eltern und Kind). Psychosozial-Verlag.

Hogg, T., Blau M.: (2005) Secrets of the Baby Whisperer: How to Calm, Connect, and Communicate with Your Baby. Ballantine Books.

Johnson, N. (2016): Baby S.T.E.P.S. to better Sleep. How to gently coach your child to peaceful naps and rested nights. KW Publishing.

Karp Dr., H. (2003): Das glücklichste Baby der Welt. So beruhigt sich Ihr schreiendes Kind – so schläft es besser. Goldmann.

Karp Dr., H. (2013): Das glücklichste Baby der Welt – Schlafbuch: Für Kinder von 0 bis 5 Jahren. Goldmann.

Largo, R. (2019): Babyjahre: Entwicklung und Erziehung in den ersten vier Jahren/ Erziehungsratgeber für Kleinkinder. Piper.vv

Shrimpton, L. (2015): The Sleep Nanny System. A Parent's Guide To Creating Sleep Solutions Tailored To YOUR Family. Amazon Fulfillment.

Van de Rijt, H., Plooij, F. X., Plooij, X. (2019): Oje, ich wachse!: Von den 10 »Sprüngen« in der mentalen Entwicklung Ihres Kindes während der ersten 20 Monate und wie Sie damit umgehen können – mit großem Kapitel zum Ein- und Durchschlafen. Mosaik Verlag.

West, K. (2019): The Good Night, Sleep Tight Workbook. Newborn to fife years. Easton Studio Press.

West, K. and Kenen, J. (2010): Good Night, Sleep Tight. Gentle, proven solution to help your child go to sleep well and wake up happy. Piatkus.

West, K. and Kenen, J. (2020): The Sleep Landy's Good Night, Sleep Tight. Gentle Proven Solutions to Help Your Child Sleep Without Leaving Them to Cry it Out. Hachette Go.

5. Danke! Wahnsinn, was für eine Reise!

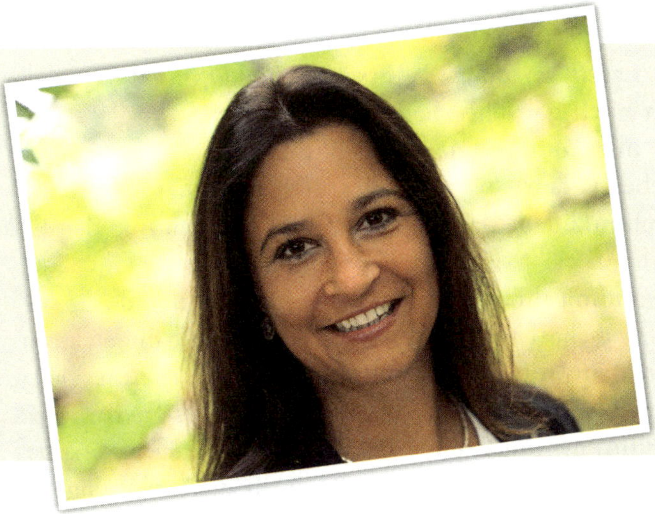

© Konrad Gös

Vor zwei Jahren hatte ich erstmals die Idee, meinen Erfahrungsschatz mit dem von mir entwickelten Ansatz in ein Buch zu packen, um so vielen Familien wie möglich zu einer entspannteren Schlafsituationen zu verhelfen. Nie hätte ich gedacht, dass es so schwierig ist, Praxiserfahrung zu verschriftlichen. Und schon gar nicht bei diesem heiklen Thema, zu dem zwar sehr viele Menschen eine Meinung haben, aber nur sehr wenige wirkliche Erfahrung vorweisen können. Drei Anläufe und zwei Schreibblockaden später ist es endlich so weit. Mein Praxisleitfaden ist fertig und enthält alles an Liebe, Wissen und Zuspruch, das ich dir auf deinem Weg mitgeben möchte. Damit du dieses Buch, so wie es ist, als E-Book oder als Buch in den Händen halten kannst, waren ein langer Weg und viele direkte und indirekte Helfer beteiligt:

Ganz am Anfang stand mein Sohn, der durch seine Art zu schlafen die Idee in mir geweckt hat, Schlafexpertin zu werden. Dann kam mein Mann, der mich in meinem Vorhaben bestärkt und unterstützt hat und schließlich all die wunderbaren Kundinnen und Kunden, die mir durch ihr ehrliches Feedback kontinuierlich einen Spiegel vorgehalten haben und mein Team und mich zu den Schlafexperten werden ließen, die wir nun sind.

Für die direkte Buchentstehung möchte ich mich bei Michael Kaindl, meinem Autoren-Coach, bedanken, der mich mit viel Geduld über anderthalb Jahre hinweg begleitet und gelehrt hat, was ein gutes Buch ausmacht und was ich mir und dir eher ersparen sollte.

Für einen angenehmen Lesefluss, ohne Rechtschreibfehler und Interpunktionswildwuchs bedanke ich mich ganz herzlich bei Berit Jarms und Annerose Sieck, den Lektorinnen, die mich immer wieder moralisch unterstützt und mir konstruktives Feedback gegeben haben.

Für das Vertrauen in mich und den Glauben an die Wirksamkeit und den Erfolg dieses Buches möchte ich Verena Minoggio-Weixlbaumer und Elmar Weixlbaumer danken, die gemeinsam mit ihrem Team vom Goldegg Verlag dafür sorgen, dass eine noch größere Leserschaft auf diese einfache Weise Hilfe finden kann.

Für das Buchdesign und den professionellen Buchsatz sowie für die vielen Überstunden bedanke ich mich aus vollem Herzen bei meiner Designerin Katja Ewert, einer ehemaligen Kundin, die mich schon in einigen Projekten unterstützt und begleitet hat sowie bei Carolyn Magerle, die das Buch für die Neuauflage im Verlag aufbereitet hat.

Für die technische Umsetzung des Downloadbereiches sowie für das Corporate Design von Mein Baby Schlafcoaching bedanke ich mich bei Christopher De La Garza, der mich schon seit langer Zeit als Designer, Coach und wertvoller Geschäftspartner unterstützt.

Für unfassbar viel Hintergrundarbeit wie Buchtitelentstehung, Buchcoverabstimmungen, Kundenstimmenauswahl, Bildfindung, Recherchetätigkeit und Unterstützung in allen Bereichen unserer Zusammenarbeit danke ich dem weltbesten Schlafcoaching- und Ausbilderteam, das ich mir wünschen kann:

Nadine Zeller, die mich teilweise besser kennt als ich mich selbst. Die meine rechte Hand ist und mir den Rücken freihält, wenn ich zum Beispiel gerade ein Buch schreibe. Die mich aufbaut, wenn ich zweifle und die ich als Freundin und Lieblingsmitarbeiterin nie wieder missen möchte.

Juliane Kiesel, die ein unglaublich feines Gespür für Menschen hat und mit ihrer liebevollen Art unser Team bereichert. Auf die ich mich voll und ganz verlassen kann, egal ob in der Zusammenarbeit mit unseren Kundinnen, in organisatorischen Belangen oder als ruhender Fels in der Brandung.

Milena Stresing, die seit einem Jahr ein wichtiger Bestandteil des Teams ist und die ich coronabedingt leider noch nie persönlich kennenlernen durfte. Die mich mit ihrer positiven Art und ihrer wundervollen Stimme immer optimistisch in den Tag starten lässt und mir Dinge abnimmt, die sie einfach besser kann.

Eva Hertlein, meine Mitarbeiterin der ersten Stunde. Die sich seit vielen Jahren um unsere Kundinnen und Community Mitglieder kümmert. Die ihnen mit Rat und Tat zur Seite steht und (fast) rund um die Uhr ansprechbar ist.

Für die Praxiserfahrung, die mein Team und ich in den vergangenen Jahren sammeln durften, danke ich den Familien, durch deren Rückmeldung wir uns kontinuierlich verbessert und weiterentwickelt haben.

Mein besonderer Dank gilt all den Testleserinnen, deren konstruktives Feedback ich in das Buch habe einfließen lassen und den Kundinnen, deren Erfahrungen ich in diesem Buch einbringen durfte.

Und, last but not least, danke ich noch einmal meinem Mann und meinem Sohn. Den beiden wichtigsten Männern in meinem Leben, die ich liebe und die mir jeden Tag Kraft schenken.